TRAITÉ PRATIQUE

des Ecoulements.

TRAITÉ PRATIQUE
DES ÉCOULEMENTS
DES ORGANES GÉNITAUX
des Femmes
et des ulcérations de la matrice,

Suivi d'observations et d'un formulaire des médicaments les plus usités pour ces maladies, terminé par le mode d'exploration des organes et par l'indication des caustiques à employer pour la cautérisation.

> Ad utilitatem vitæ omnia consilia factaque nostra dirigenda sunt.
> Tac.

PAR

F. Moretti,

Docteur en médecine, Membre de plusieurs Sociétés savantes.

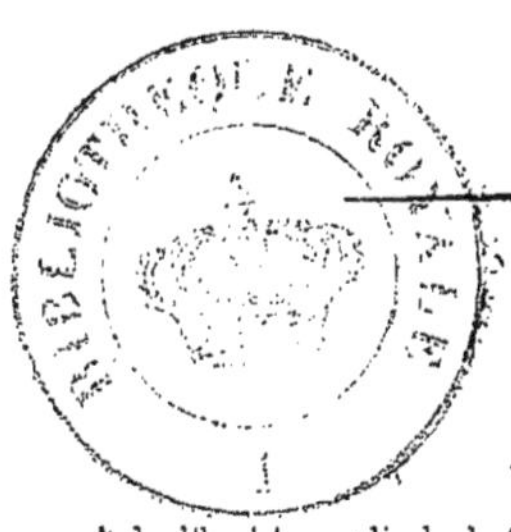

PARIS,

A la librairie médicale de Germer Baillière, rue de l'école de médecine, 17 bis.

1845.

Les organes génitaux des femmes sont le siége d'un grand nombre de maladies qui dérivent, soit des causes externes, soit de la constitution de l'individu. Dans le cours de ma pratique j'ai eu bien souvent l'occasion de m'assurer que ces affections et les formes diverses sous lesquelles elles se manifestent, ne sont encore de nos jours que très-imparfaitement connues.

M'étant livré d'une manière spéciale à l'étude des différentes affections de la matrice, j'ai recueilli sur ces maladies, des connaissances pratiques étendues; d'un autre côté, je me suis rendu à Paris pour être témoin des progrès de la science et profiter des travaux des hommes distingués qui s'y trouvent.

Dans la vue d'être utile à l'humanité, je me suis occupé à réunir les observations que j'ai faites particulièrement dans le midi de la France. Je me détermine aujourd'hui à publier les principales, en les faisant précéder d'un traité sur les écoulements et les ulcérations qui affectent si fréquemment les organes génitaux des femmes.

Le travail que j'offre au public se divise en quatre parties distinctes mais qui se lient entr'elles. Dans la *première*, j'ai décrit les variétés d'écoulements provenant de l'inflammation aiguë de la muqueuse génitale, leurs causes, leur marche, leur traitement, ainsi que les complications qui y surviennent. La *seconde* est consacrée à la description et au traitement de la leucorrhée chronique et de la leucorrhée constitutionnelle et chlorétique. J'ai parlé dans la *troisième* des écoulements provenant des ulcérations du col de la matrice en divisant les ulcérations suivant leur nature et leur caractère. La *dernière* partie comprend les observations que j'ai cru devoir consigner sur les maladies que j'ai traitées. J'ai fait suivre chacune des deux premières parties d'un formulaire des médicaments les plus usités. Enfin j'ai terminé l'ouvrage, par quelques explications sur l'exploration des organes malades, sur l'emploi si nécessaire et trop peu répandu du *spéculum*, et j'ai indiqué les caustiques à employer pour la guérison des différentes ulcérations.

Je n'ai pas la prétention d'avoir tout dit, j'ai encore moins celle d'avoir bien dit, car j'ai écrit dans une langue qui n'est pas ma langue maternelle, mais j'aime à croire que malgré des imperfections de style, ce petit ouvrage n'en sera pas moins utile aux praticiens. A défaut d'autre mérite, il aura celui de leur épargner beaucoup de recherches en faisant connaître des maladies fort peu étudiées par nos devanciers.

J'espère que mon travail contribuera au soulagement de mes semblables et qu'il sera une preuve de ma reconnaissance envers la nation française, qui, par sa généreuse hospitalité et ses sympathies, a consolé nos infortunes.

Si l'on conteste la valeur de mon opuscule je dirai avec Ovide : « *Ut desint vires, tamen est laudanda voluntas !* »

F. Moretti,
D. M.

Ire PARTIE.

Écoulements provenant d'inflammations aiguës de la muqueuse génitale.

§ Ier.

LEUCORRHÉE, FLEURS BLANCHES, OU MÉTRO-VAGINITE CATARRHALE DANS L'ÉTAT AIGU.

Considerare morbos oportet qualiter et quibus quas formas habeant, in quo loco versi sint.
Hyp.

Cette maladie consiste en un écoulement d'une matière tantôt muqueuse, tantôt séro-muqueuse ou séreuse, d'une couleur variable, jaune, blanche, verdâtre, etc., provenant d'une inflammation aiguë de la membrane muqueuse de l'utérus et du vagin.

Les symptômes de la leucorrhée simple et les variétés que nous avons admises : *scrophuleuse, dartreuse arthritique*, étant presque toujours les mêmes, nous les réunirons dans une description commune. Les différences qu'elles peuvent présenter seront indiquées dans le diagnostic. Quant à la leucorrhée *blennorrhagique*, et à la leucorrhée *syphilitique*, elles feront l'objet des deux paragraphes suivants.

CAUSES. Le plus souvent la leucorrhée aiguë est le résultat d'une cause directe, telle que l'abus du coït, la disproportion des organes, l'onanisme, les rapports sexuels avec une personne affectée d'une blennorrhagie, d'une balanite ou de la syphilis, de l'introduction de corps durs, de contusions, de déchirures, de coups, de chutes sur la région de l'utérus, d'accouchemens laborieux, d'un avortement ou fausses couches, ainsi que des vices dartreux, scrophuleux, et des dispositions héréditaires.

Elle est encore occasionnée par les climats froids et humides, les lieux marécageux, surtout chez les femmes faibles, pâles, délicates, ou d'un tempérament lymphatique. Les excès de tout genre, les affections morales tristes, les passions vives, le célibat, l'usage habituel des chaufferettes, du café au lait, certaines professions, etc., sont considérés aussi comme pouvant déterminer la leucorrhée.

Symptômes. La leucorrhée aiguë se manifeste immédiatement ou 3, 6 et 15 jours après la cause déterminante. Lorsqu'elle a son siége dans le vagin, elle se déclare par un prurit léger à la vulve, une sensation de chaleur âcre, une douleur plus ou moins vive dans le vagin qui est augmentée par le coït, la pesanteur sur le siége, des envies fréquentes d'uriner et chaque émission d'urine est accompagnée de cuisson; quelquefois la tuméfaction et le gonflement des lèvres et du vagin qui sont souvent excoriés annoncent la première période de l'écoulement, qui est séreux, peu abondant, et qui se transforme après en un mucus âcre, blanc, verdâtre ou jaunâtre tachant la chemise.

Lorsque l'inflammation se propage au canal de l'urètre la leucorrhée est le plus souvent de nature blennorrhagique.

En examinant le vagin avec le spéculum, on trouve,

chez les unes, la membrane muqueuse rouge et injectée; chez les autres, elle est accompagnée de tuméfaction des grandes et des petites lèvres; quelquefois on la voit couverte de papules ou de follicules qu'on nomme *vaginite papuleuse.*

Lorsque l'inflammation de la muqueuse vaginale se propage à l'utérus ou s'il est primitivement atteint, les symptômes sont plus graves. La malade ressent des tiraillements dans les aines et les lombes; des douleurs hypogastriques vives se propagent dans les cuisses et dans le bassin; elle éprouve des coliques, un malaise et quelquefois un mouvement fébrile. A ces symptômes se joignent le trouble des fonctions digestives, des nausées, des vomissements, etc.

L'écoulement utérin est glaireux, épais, demi-transparent ou opaque, visqueux et tenace. Quelquefois, quoique rarement, à la suite d'un avortement, le mucus utérin prend le caractère purulent.

Lorsqu'il existe une métrite catarrhale aiguë, le spéculum montre la muqueuse du museau de tanche, d'un rouge vif foncé, tendue, luisante ou molle, gonflée, saignante. Quelquefois elle offre des excoriations ou des ulcérations occupant le pourtour de l'orifice du museau de tanche ou de la lèvre postérieure; des excoriations superficielles souvent granuleuses, couvertes de bourgeons charnus où de petites végétations se font apercevoir; en outre un écoulement glaireux s'échappe de l'orifice du col utérin.

Marche. Après six ou huit jours la douleur et l'inflammation diminuent graduellement et l'écoulement devient plus épais, moins foncé ; la maladie va en décroissant, si l'on ne contrarie pas sa marche soit par des causes locales ou générales, soit par un traitement mal dirigé.

Durée. Si l'écoulement a son siége dans le vagin il se guérit facilement, mais s'il occupe en même temps l'utérus, s'il est de nature *blennorrhagique* ou *syphilitique*, surtout chez les femmes de mauvaise constitution, il se prolonge indéfiniment.

La terminaison ordinaire est la résolution ou le passage à l'état chronique. Dans ce dernier cas il produit des ulcérations superficielles au col utérin et quelquefois la métastase qui est ordinairement de nature blennorrhagique ou syphilitique.

Le diagnostic consiste à distinguer la nature des écoulements, leurs causes ainsi que leurs complications, afin de pouvoir, dans toutes ces variétés, établir la différence et appliquer le traitement qui s'y rapporte.

Lorsqu'un écoulement aigu vaginal ou utérin se déclare chez une femme à la suite d'une cause traumatique ou métastatique et sans qu'elle ait eu des relations avec un homme atteint d'une affection vénérienne, on doit traiter cet écoulement comme un écoulement simple.

L'appréciation du tempérament de l'individu et de sa constitution, peut éclairer le diagnostic de la leucorrhée scrophuleuse, mais il faut bien distinguer les écoulements blennorrhagiques, syphilitiques ou héréditaires.

Si l'écoulement se déclare à la suite de la répercussion d'une dartre et qu'il disparaisse dès le moment que l'affection herpétique est rappelée au siége primitif, on a alors la preuve évidente d'une leucorrhée dartreuse. Il en est de même si la maladie se manifeste par suite de la rétrocession d'une arthrite goutteuse; mais ces variétés sont rares.

Prognostic. Le prognostic de la leucorrhée simple n'a pas de gravité, mais lorsqu'elle se complique d'ulcérations ou infections syphilitiques elle devient fâcheuse. Lorsque la leucorrhée est scrophuleuse et se montre rebelle au traitement rationnel, il faut modifier l'économie entière pour obtenir la guérison. La leucorrhée dartreuse et la leucorrhée arthritique ne présentent rien de grave, mais malheureusement la récidive est fréquente.

Traitement. Il ne suffit pas de connaître l'intensité, le siége, la nature et les causes de l'affection, il faut encore tenir compte de la constitution, du tempérament, de l'état général du sujet; car on ne peut pas traiter de la même manière une personne faible, anémique ou chlorétique, à tempérament nerveux ou lymphatique, comme un malade sanguin et vigoureux. C'est par l'appréciation de toutes les circonstances qu'on doit combiner et diriger le traitement. Malheureusement on rencontre souvent des difficultés pour éclairer le diagnostic des affections des organes génitaux des femmes qui se présentent sous une infinité de formes différentes. Un sentiment de pudeur exagéré et mal entendu de la part des malades arrête souvent les médecins dans l'investigation de ces maladies. Il résulte de là qu'on les traite sans les connaître. Les moyens qu'on emploie, sont presque identiques pour tous les écoulements et les lésions organiques sans distinction. Si l'écoulement persiste, on le considère comme habituel sans tenir compte des résultats que la maladie peut amener. M. Lisfranc dont le génie honore la France, dit : il n'est pas rare de trouver encore aujourd'hui des praticiens qui persuadent aux femmes que cet écoulement, émonctoire salutaire, est la source de leur santé. Que de fois la crainte de le supprimer a servi de rempart à l'ignorance; que de victimes n'a-t-elle pas immolées !...

Les moyens qui peuvent concourir à la guérison de la leucorrhée aiguë sont : *hygiéniques* et *pharmaceutiques*.

Lorsque l'inflammation est intense et accompagnée de mouvements fébriles, la malade doit être mise à la diète, jusqu'à ce que les symptômes d'accuité soient apaisés. On prescrira les potages, ensuite les alimens cuits, les poissons, les viandes blanches, les fruits cuits et le laitage, l'eau rougie pendant le repas; mais le thé, le café, les liqueurs alcooliques, les alimens épicés, les viandes noires et salées, les légumes crus, les champignons, les truffes, la pâtisserie, etc., doivent être défendus. On ordonne le repos et l'éloignement des causes qui peuvent exciter la maladie. Le régime débilitant doit être continué jusqu'à la fin de la maladie chez les femmes robustes et d'un tempérament sanguin, mais chez les personnes faibles, chlorétiques, lymphatiques, il faut accorder les alimens réparateurs dès que l'inflammation diminue.

Conjointement avec le régime, il faut employer les anti-phlogistiques, les émollients, les diurétiques, les rafraîchissants, tels que infusion de fleur de mauve, de violettes, décoction de graines de lin, de chiendent, de fraisier, le bouillon de poulet, le petit lait, etc.; on les donnera pour boisson ordinaire, au goût du malade, édulcorés avec le sirop de gomme arabique, d'orgeat, de capillaire, etc.

L'application de sangsues localement, quelquefois la saignée générale, sont utiles, lorsque l'inflammation est intense et accompagnée de fièvre chez l'individu pléthorique, sanguin, d'une forte constitution, mais il faut s'en abstenir chez les femmes nerveuses, lymphatiques, chlorétiques. Dans ce cas on doit remplacer les sangsues par des ventouses sèches. En outre on recommande des bains généraux prolongés, des bains de siége, des injections, des lotions, des cataplasmes ou des fomentations émollientes.

Lorsque les parties génitales sont trop enflammées et douloureuses, on ajoute une décoction de têtes de pavots ou de feuilles de morelle, de belladone, une solution d'opium brut, ou enfin l'eau de laurier cérise, etc. On doit entretenir la liberté du ventre par des lavements; si la douleur détermine une excitation générale et trouble le sommeil, on fera prendre une émulsion calmante avec addition d'eau de laurier cérise ou de sirop de diacode ou de pilules opiaco-camphrées.

Il faut continuer tous ces moyens jusqu'à la cessation des symptômes inflammatoires; souvent même avec le concours de ces moyens on parvient à guérir la leucorrhée simple; mais si elle se prolonge et tend à passer à l'état chronique, on emploie les injections, les cautérisations, etc. (Voyez la leucorrhée chronique.)

Traitement de la leucorrhée scrophuleuse. Après avoir combattu l'état inflammatoire par les moyens indiqués dans la leucorrhée simple, il faut employer les toniques, comme : infusions de houblon, de gentiane, de racines d'aunée, même le quinquina, etc. En joignant le muriate d'or, les préparations de fer, de brôme, et surtout l'iode.

Le sirop anti-scorbutique alterné par des purgatifs, des injections d'iode, des bains d'eau de mer, d'eaux minérales ferrugineuses et d'autres moyens anti-scrophuleux sont recommandés. Chez les enfants, outre ces moyens, on emploie les bains d'iode avec beaucoup de succès.

Dans la leucorrhée dartreuse et arthritique la première indication à remplir est de rappeler la maladie dans son siége primitif, par les cataplasmes sinapisés, des vapeurs excitantes, des frictions avec la pommade stibiée, des vésicatoires; il faut même appliquer des cautères dans un cas opiniâtre, sur le siége primitif occupé par ces affections : ensuite si l'écoulement persiste on emploie des bains, des injections sulfureuses ou des astringents et des toniques conjointement avec les moyens internes anti-dartreux. Mêmes règles à suivre dans la leucorrhée arthritique.

Les complications de la leucorrhée aiguë simple sont : les érythèmes des grandes lèvres, l'inflammation des follicules de l'orifice vulvaire du vagin, quelquefois l'urètrite ou le cistite ainsi que l'inflammation des ovaires et des ligaments larges. Quand la leucorrhée survient à la suite d'une cause traumatique on trouve des excoriations ou des déchirures des nymphes et des grandes lèvres.

Dans la leucorrhée scrophuleuse on rencontre de petites ulcérations granuleuses ou végétantes du museau de tanche, des gonflements des ganglions lymphatiques, des opthalmies scrophuleuses et d'autres complications que cette constitution peut produire.

Les complications de la leucorrhée dartreuse sont le prurit et la persistance de dartres sur la muqueuse génitale malgré son apposition dans le lieu primitif. Quant à la leucorrhée arthritique nous n'avons pas de données certaines.

§ 2.

LEUCORRHÉE BLENNORRHAGIQUE OU MÉTRO-VAGINITE BLENNORRHAGIQUE.

Principium dulce est, sed finis.
Amoris Amarus.
Lætat venire venus, tristis abire solet.

Tous les écoulements qui se contractent dans les rapports sexuels ou vénériens, peuvent être blennorrhagiques mais tous ne produisent pas l'infection constitutionnelle syphilitique, comme chancres avec toutes les conséquences d'empoisonnement général.

L'écoulement d'une matière muqueuse, séreuse, jaune, verdâtre, purulente, sécrétée par la membrane enflammée de la vulve du vagin, du canal de l'urètre, même de la matrice, isolément ou simultanément à la suite de rapports sexuels suspects, caractérise la blennorrhagie. M. Ricord a divisé les blennorrhagies des femmes en *vulvaires*, *vaginales*, *utérines*, *urétrales*, seules ou différemment combinées.

L'écoulement se déclare chez la plupart des femmes du 4me, au 6me, au 8me jour après le coït suspect, quelquefois plus tard. Il est précédé d'un prurit incommode, bientôt remplacé par une douleur cuisante, une tuméfaction des parties, envie fréquente d'uriner, etc. Cette douleur et ce gonflement cèdent au bout de 10 à 12 jours. Lorsque l'utérus participe à la maladie ou lorsqu'il est seul atteint, la malade ressent des douleurs au bas ventre, aux reins, des coliques, des pesanteurs sur le siége et l'écoulement est plus abondant sans tuméfaction extérieure. Quelquefois la blennorrhagie intense accompagne des symptômes généraux. Dès le début de la blennorrhagie l'écoulement est clair et filant, au bout de 2 ou 3 jours il devient purulent, 20 jours ou 30 au plus il est tout-à-fait blanc.

Durée. La plupart des écoulements cessent au bout de 6 semaines à 2 mois, d'autres se prolongent indéfiniment.

Le diagnostic est difficile vu que les symptômes de la leucorrhée simple, blennorrhagique et syphilitique sont ressemblants ; son écoulement n'a rien de caractéristique qui le distingue des autres. Seulement les renseignements sur les antécédents, la cause de la maladie et l'exploration attentive des organes peuvent aider à éclairer le diagnostic. Lorsqu'une femme est prise d'un écoulement à la suite d'un coït douteux, on doit soupçonner l'existence d'une blennorrhagie ou d'un écoulement syphilitique. Quelquefois il survient une opthalmie purulente ou une arthrite qui dénote que l'écoulement est de nature blennorrhagique. S'il y a une irite, une psoriasis, des pustules muqueuses, des végétations ou des ulcérations à fond grisâtre, à bords indurés, on doit présumer qu'il est de nature syphilitique.

Marche et terminaison. L'écoulement *blennorrhagique*

et l'écoulement *syphilitique* ont la tendance de s'invétérer. Abandonnés à eux-mêmes ; il est bien rare qu'ils guérissent.

Le prognostic est peu grave, si on le traite convenablement, mais comme les femmes se négligent dans ces genres d'affections, ou cachent la véritable cause de leur maladie, l'homme de l'art combat les symptômes inflammatoires et il considère l'écoulement dans son état chronique, comme habituel ou de peu d'importance : d'où il résulte à la longue différents désordres sympathiques des organes. En outre la membrane muqueuse des fosses nasales, du pharynx, du larynx, des bronches, de l'anus, etc., peut devenir le siége de l'inflammation blennorrhagique.

Le traitement peut être *abortif et curatif.*

Plusieurs auteurs ont recommandé le copahu à dose croissante pour faire avorter la blennorrhagie dès son début, mais cette médication offre peu de chances de succès chez la femme, vu que la blennorrhagie n'a pas toujours son siége dans le canal de l'urètre.

Les purgatifs drastiques, comme l'aloès, le jalap, la scammonée, la coloquinte, la poudre de chasse mêlée à l'eau-de-vie sont employés par les gens du peuple et quelques guérisseurs, pour arrêter brusquement les écoulements blennorrhagiques. Mais tous ces moyens sont plutôt nuisibles dans beaucoup de cas, qu'utiles.

D'après M. Ricord et d'autres, les injections avec la solution de nitrate d'argent ou la cautérisation peuvent être employés avec succès, si les symptômes d'inflammation ne sont pas développés, mais rarement le médecin est appelé au début de la maladie, soit que la femme ne l'aperçoive pas, soit qu'elle la néglige jusqu'à ce que les symptômes inflammatoires la forcent à demander le secours de l'art.

Traitement curatif. Le traitement ordinaire consiste à combattre l'inflammation; et lorsque l'état aigu est à son déclin, à recourir aux différentes injections résolutives, à des cautérisations et à des moyens internes appropriés au siége et à la nature de l'écoulement.

Dès le début de la maladie le repos le plus possible, les boissons rafraîchissantes, émollientes et calmantes, les bains entiers ainsi que les bains de siége gélatineux ou mucilagineux, les injections, les fomentations ou les cataplasmes sur les vulves, sur le bas ventre et dans le vagin si la matrice participe à l'inflammation, sont recommandés; l'application des sangsues, soit à la partie supérieure des cuisses, soit dans les plis des aines, seront très-utiles dans le cas d'inflammation intense; si la réaction fébrile accompagne la blennorrhagie, et si la malade est forte et sanguine, la saignée générale est indiquée; des laxatifs doux comme l'eau de sedlitz, l'huile de ricin, etc., lorsque l'état aigu touche à sa fin, aident à la guérison. Mais il arrive souvent que le traitement anti-phlogistique le mieux dirigé, n'amène aucun soulagement, et que la douleur ainsi que l'écoulement puriforme, abondant, fourni par la membrane muqueuse qui est rouge et turgescente, persiste. Dans ce cas M. Ricord a obtenu des résultats merveilleux par la cautérisation avec le nitrate d'argent solide, ou par l'application de la charpie imbibée dans la solution des mêmes sels, ou par les injections de même nature, en séparant les parois du vagin par la charpie sèche après chaque cautérisation ou injection ; on peut répéter ces opérations chaque jour ou tous les deux jours. Lorsque l'état aigu est à son déclin et que les douleurs cèdent, il faut employer les injections résolutives, pour empêcher la maladie de passer à l'état chronique, tout en continuant le régime, les délayants, les bains et les calmants.

Si la blennorrhagie a son siége dans l'utérus, pour obtenir la guérison il faut employer les injections utérines avec des liquides résolutifs, toniques ou astringents au moyen d'une seringue à hydrocèle.

Les balsamiques combinés avec les astringents et les toniques ont hâté quelquefois la guérison.

Lorsque le canal de l'urètre chez la femme, est atteint d'un écoulement blennorrhagique, ce qui est fréquent, après avoir combattu l'inflammation on emploie les balsamiques, et si l'écoulement se prolonge, les injections de nitrate d'argent dans le canal de l'urètre amènent la guérison. Quelquefois il survient la rétention d'urine ; alors le cathétérisme est indiqué, mais si cet accident se présente chez une femme nerveuse, l'application de solutions d'extrait de belladone, à l'entrée du vagin, au moyen de charpies, et les frictions sur la région vésicale avec le liniment composé d'axonge 20 gram., liniment camphré 4 gram., laud. de syden. 10 gout., font disparaître ce rétrécissement qui n'était que spasmodique. Quelquefois l'utérus fournit un écoulement chronique provenant des ulcérations de sa face interne ainsi qu'un catarrhe purulent chronique et la blennorrhagie utérine ; dans ce cas les injections de nitrate d'argent (30 centigr. sur 30 gram.

d'eau distillée) dans la cavité de cet organe, pratiquées de 8 jours en 8 jours, sont recommandées par M. Ricord, qui a obtenu d'heureux résultats sur plusieurs malades sans aucun accident. (2 ou 3 injections suffisent pour amener la guérison.)

Les complications qui appartiennent spécialement à la blennorrhagie sont : l'opthalmie purulente métastatique, l'arthrite, les tubercules blennorrhagiques, etc.; les autres peuvent accompagner indifféremment les inflammations simples blennorrhagiques de la muqueuse génitale.

Lorsqu'il survient des irruptions érysipelateuses ou vessiculeuses des grandes lèvres et de la partie supérieure et interne des cuisses, qui occasionnent souvent des démangeaisons vives, et la sécrétion d'une matière jaunâtre d'une odeur fétide, les lotions émollientes et narcotiques avec addition de solution de sublimé ou eau de Goulard, sont utiles ainsi que les bains.

Quelquefois les follicules muqueuses situées au pourtour de l'anneau vulvaire s'enflamment et se transforment en petites ulcérations superficielles qu'on peut prendre souvent pour des chancres; on emploie dans ces cas, la cautérisation avec le nitrate d'argent, ou des insufflations de calomel. Les grandes et les petites lèvres, peuvent devenir le siége d'un gonflement œdémateux ou inflammatoire, que M. Ricord compare au phimosis ou paraphimosis chez l'homme. Cette complication cède aux antiphlogistiques, aux sangsues, aux cataplasmes émollients, aux bains, etc. Si ce gonflement est accompagné de douleurs, la solution d'extrait-gommé d'opium, appliquée au moyen de charpie, trouve son emploi. Si ce gonflement est considérable suivi d'infiltrations séreuses il faut pratiquer les mouchetures. Mais si cette inflammation se termine par un abcès, alors il faut ouvrir largement, pour prévenir la formation des trajets fistuleux qui souvent succèdent à cet abcès.

Lorsque la fistule existe déjà, il faut la cautériser avec le nitrate d'argent en poudre, au moyen d'une sonde cannelée par les procédés de M. Ricord.

L'uréthrite et le cystite s'observent assez souvent dans la blennorrhagie des femmes; alors il faut combattre l'inflammation par des sangsues appliquées sur le bas ventre, par des cataplasmes, des bains émollients prolongés et quelquefois par des saignées générales.

Lorsqu'ils passent à l'état chronique, le copahu, la térébenthine, donnés à petite dose, sont d'une grande utilité. M. Cullerier recommande des injections dans le canal de l'urètre et même dans la vessie.

Les rétrécissements du canal de l'urètre, seront combattus par la dilatation ou la cautérisation.

L'inflammation des *ovaires et des ligaments* larges, peut compliquer la blennorrhagie; alors l'application de sangsues sur la région iliaque, sur l'hypogastre, à l'anus, à la région sacrée, aidée par des cataplasmes, des bains, outre les laxatifs doux, est recommandée. Lorsque l'état aigu diminue, les frictions mercurielles aident la résolution: mais si l'inflammation cède complètement, les résolutifs tels que les vésicatoires à la partie interne des cuisses, les frictions avec la pommade stibiée sur la région iliaque, sont très-utiles. Lorsque ces complications surviennent à la suite d'infection syphilitique, l'emploi du mercure à l'intérieur est indiqué.

L'inflammation métastatique des muqueuses nasales, pulmonaires, pharyngiennes, doit être traitée de la manière déjà indiquée, mais il faut rappeler l'écoulement s'il survient à la suite de sa suppression. Ces complications se manifestent souvent par suite de la négligence du traitement de la blennorrhagie ou de sa suppression subite par des astringents, etc. J'ai vu des femmes atteintes d'une bronchite, d'une laryngite accompagnées toujours d'un écoulement du vagin, de nature suspecte. On peut présumer qu'outre la métastase, la membrane muqueuse peut, par continuité, partager cette affection catarrhale ainsi que par application directe de matières blennorrhagiques.

L'OPHTALMIE PURULENTE BLENNORRHAGIQUE qui survient par la métastase ou par l'application directe de matières blennorrhagiques, doit être combattue promptement par la saignée, les sangsues en grand nombre, aux tempes, à l'aile du nez du côté malade. Il faut avoir recours tout de suite aux cautérisations de la conjonctive palpébrale, soit par le nitrate d'argent en bâton (Ricord), soit par une solution concentrée de nitrate d'argent (Velpeau, Baron, etc.). On peut répéter la cautérisation chaque jour ou tous les deux jours. Un vésicatoire à la nuque et les purgatifs pour établir la révulsion sur le canal intestinal sont très-utiles.

L'ARTHRITE BLENNORRHAGIQUE se manifeste également pendant la durée de la blennorrhée ou par suite de sa suppression. Elle se place dans l'articulation coxo-fémorale ou du genou; quelques-uns la prennent pour une tumeur blanche. Il faut la traiter par les sangsues et les cataplasmes au début; par des vésicatoires, des frictions mercurielles, par la pommade hydriodate; par l'emplâtre de Vigo lorsque l'inflammation est passée à l'état chronique. Le traitement de la blennorrhagie et ses différentes complications chez les femmes enceintes est le même; il faut s'abstenir des émissions sanguines locales et des bains de siége, pour ne pas occasionner l'avortement.

§ 3.

LA LEUCORRHÉE SYPHILITIQUE.

Extremis morbis extrema exquisite remedia sunt optima.

Hipp.

La *leucorrhée syphilitique* ou *métro-vaginite syphilitique* ne diffère en rien sous le rapport des symptômes, de celle qui est simple ou blennorrhagique. Nous n'avons pas à nous occuper ici de la syphilis mais puisque cette affection porte le caractère d'une inflammation muqueuse génitale et qu'elle est accompagnée d'un écoulement, nous avons cru nécessaire d'en établir le diagnostic et de jeter un coup d'œil sur son traitement et sur ses complications.

L'existence simultanée d'un chancre, de pustules muqueuses, de ragades, de végétations, etc., ne laisse aucun doute sur la nature de l'écoulement. Les chancres primitifs occupent les grandes et les petites lèvres, le clitoris, l'entrée du vagin, la fourchette, l'anus, et même le col de l'utérus.

Les chancres consécutifs, se montrent dans l'arrière gorge aux amygdales, au voile du palais et à ses piliers, à l'intérieur de la bouche, dans les fosses nasales, entre les doigts, etc.

Le chancre primitif se manifeste au bout de 24 à 48 heures après le coït impur ; souvent le 3me ou le 4me jour. Il commence par une petite vésicule remplie de sérosité qui cause des démengeaisons, qui se rompt et forme une ulcération, d'abord superficielle qui ensuite gagne en largeur et en profondeur. Sa surface est grisâtre et les bords sont taillés à pic. La malade ressent de vives douleurs, et les parties sont souvent tuméfiées.

Traitement abortif. Toutes les fois que l'on trouvera dans les premiers jours qui suivront un coït suspect, sur les organes génitaux, une pustule ou une ulcération de quelque nature et de quelque forme qu'elle soit, il faut les détruire le plus promptement possible sur place, par une cautérisation profonde, soit avec le crayon de nitrate d'argent, soit avec le nitrate acide de mercure, soit avec la pâte de Vienne, etc. Et même on peut l'exciser avec les ciseaux courbes lorsqu'elle aura son siége dans le tissu mobile.

Lorsqu'on détruit les chancres avant les 5 premiers jours qui suivent un coït suspect, ils ne donnent pas lieu à des symptômes secondaires, si l'ulcération est seule sans d'autres complications (Ricord). Ce précepte est adopté par des hommes de haut mérite, qui ont démontré, par des expériences, qu'il faut détruire le venin dès le début, pour empêcher l'infection générale. Si on s'efforce de détruire sur place, à l'instant même, le venin de la vipère, la morsure d'un animal enragé, toutes les piqures vénimeuses, pourquoi n'emploirait-on pas sur le champ des moyens propres à détruire le chancre qui leur est analogue, dans son principe et ses conséquences? (Biett, Hünter, Ricord) Quelques-uns prétendent que par la cautérisation on peut répercuter ou refouler le virus et faciliter ainsi l'empoisonnement général. Mais nous ne partagons pas cette opinion.

Lorsque le chancre est accompagné d'une inflammation très-aiguë il faut recourir aux émollients, aux antiphlogistiques locaux, aux pansements avec une solution d'opium, etc., et à mesure que la douleur et l'inflammation diminuent, on peut le modifier par la cautérisation. S'il y a des démengeaisons vives, des excoriations et de petits ulcères de la muqueuse vulvaire, les lotions et les injections avec une solution légère de sublimé, les bains de siége de même, sont efficaces; le cérat ioduré opiacé ou la pommade au précipité rouge ou au calomel, y trouve aussi son emploi.

On a recours, en même temps, au traitement général anti-vénérien.

Les différentes préparations mercurielles, les tisanes et les sirops sudorifiques qui forment la base du traitement sont recommandés. Lorsque la malade est d'une bonne constitution et que le tube digestif est en bon état, on doit administrer le mercure à l'intérieur en forme de pilules ou de sirop, etc. Mais quand les malades ont l'estomac très-irritable, ou lorsqu'elles sont atteintes d'une inflammation chronique du tube digestif, on l'administre extérieurement, en frictions et en bains. Chez les enfants et les vieillards ainsi que chez les femmes nerveuses, le sirop de salsepareille concentré, avec addition de sublimé et d'opium, convient mieux.

Il ne faut pas craindre d'ordonner le traitement mercuriel durant la grossesse, il faut traiter la malade aussitôt qu'on s'est aperçu de sa maladie car c'est le seul moyen d'empêcher la transmission du virus à l'enfant et de prévenir l'avortement.

Si l'estomac ne peut supporter le mercure intérieurement, il faut toujours ordonner le traitement externe.

On a voulu fixer la dose de mercure pour le traitement complet (24 à 30 grains de sublimé, lorsque la maladie est locale, le double ou un tiers au plus de proto-iodure dans les cas analogues). Comme il serait déplacé d'admettre l'identité individuelle, les prédispositions, le degré d'infection, la susceptibilité d'absorption du mercure, ainsi que la saturation de l'économie, il est évident que la dose ne peut être la même pour tous les malades. Il est prudent de continuer le traitement 15 ou 20 jours, après la disparition des symptômes de la maladie, pour assurer la guérison et prévenir la récidive.

Nous nous bornerons à énumérer les complications de cette affection, pour ne pas sortir du cadre que nous nous sommes tracé.

Ce sont les chancres, les bubons, les végétations, les papules, les ragades de la muqueuse génitale et anale, les pustules, les tubercules, les psoriasis syphilitiques, l'iritis, l'osène, les ulcérations des amygdales, du palais, du larynx, du pharynx et l'altération du système pileux ainsi que la périostose, la nécrose et l'exostose syphilitiques.

FORMULAIRE.

LEUCORRHÉE SIMPLE.

Pilules,

Extr. de thridac } aa 70 cent.
Extr. d'aconit }
Camphre 2 gram.
Mucilage q. s.
F. s. a. 28 pilules ; à prendre 2 à 3 le soir.

Idem.

Savon médicinal 16 gram.
Nitrate de potasse } aa 8 gr.
Camphre }
Extr. aq. d'opium 2 gram.
Sirop de gomme q. s.
Faites des pilules de 20 centig.
D. deux à six par jour.

Injection opiacée.

Extr. aq. d'opium 80 centigr.
Eau de guimauve 500 gram.

Injection et fomentation (Ric.).

Feuilles de morelle 16 gram.
Tête de pavot 10 gram.
Eau bouillante 1000 gram.

Idem

Décoction conc. de cigüe et de morelle 250 gram.
Extr. d'opium 4 décigr.

Lavement camphré.

Décoct. de tête de pavot 350 gr.
Camphre 50 centigr.
Jaune d'œuf n° 1.

LEUCORRHÉE SCROFULEUSE.

Boisson.

Fleurs de houblon 1 gram.
Feuilles de noyer n° 3.
Eau 750 grammes.
Faites bouillir jusqu'à réduction d'un tiers ; passez et ajoutez :
Teinture de mars tartarisée 4 g.
Edulcorée avec le sirop de gentiane q. s.
D. 4 verres par jour.

Eau iodée.

Iode 2 décigr.
Iodure de potassium 4 décigr.
Eau distillée 1000 gram.
D. 3 ou 4 verres par jour.

Eau iodurée de (Bandeloque).

Iode 10 centigr.
Iodure de potassium 20 centig.
Eau 360 gram.
D. 2 ou 3 cueillerées par jour.

Elixir amer (Dubois).

Racine de gentiane coupée 50 g.
Faites macérer pendant 5 à 6 jours, dans :
Eau de vie 1000 gram.
Carbonate de potasse 5 gram.
Filtrez et conservez.
10 à 20 grammes par jour et plus selon l'âge.

Potion.

Carbonate de soude 4 gram.
Faites dissoudre dans :
Eau de camomille 90 gram.
Ajoutez :
Sirop de gentiane 30 gram.
Teint. de quinquina jaune 4 g.
D. par cueiller. dans la journée

Idem.

Chlorure de barium 1 décigr.
Eau dist. 200 gram.
Sirop de sucre 60 gram.
A prendre par cueillerée à bouche 3 à 4 fois par jour.

Idem iodurée.

Acide prussique médic. 10 gout.
Iodure de potass. 30 centigr.
Eau de laitüe 120 gram.
Sirop de guimauve 30 gram.
D. A prendre par cueillerée à bouche d'heure en heure. Employée avec avantage dans certaines affections pulmonaires, compliquées d'affection scrophuleuse.

Pilules.

Chlorure de barium 5 décigr.
Extr. de gentiane 5 gram.
Poudre de guimauve q. s.
Faites 100 pilules à prendre 2 le matin et 2 le soir.
(*Or et ses préparations.*)

Pilules avec l'extrait de noyer.

Extr. de feuilles de noyer 4 gr.
Poudre de quinquina 1 gram.
Poudre de réglise q. s.
Faites 30 pilules, à prendre 2 à 4 par jour.

Idem d'iodoforme.

Iodoforme 2 gram.
Extr. d'absinthe q. s.
F. s. a. 36 pil. à p. 3 par jour dans les affections scrophuleuses, les engorgemens lymphatiques, les goitres, l'aménorrhée.

Idem hydriodate de fer.

Hydriodate de fer 2 gram.
Limaille de fer porphyrisée 1 g.
Extr. de quina 2 gram.
Poudre d'écorce d'oranger 1 gr.
Thridace 2 gram.
Faites 60 pilules.
D. 2 à quatre par jour.

Sirop iodure (Ricord).

Sirop de salsepareille 500 gr.
Protoiodure de potass. 16 gr.
D. de 3 à 12 cueillerées par jour dans une décoction amère.

Solution (Magendie).

Hydriodate de potasse 2 gram.
Eau dist. 30 gram.
D. 20 à 40 gout. dans un verre d'eau sucrée.

Bains iodés.

Iode 2 à 4 gram.
Hydrochlorate de soude 500 gr.
Faites dissoudre et ajoutez à l'eau de bain. Ces bains se prennent dans une baignoire de bois.

Idem iodurés.

Iode 4 à 8 gram.
Iodure de potassium 15 à 30 gr.
Eau distillée 250 gram.
On emploie comme le précédent. Pour les enfants la dose doit être diminuée de deux tiers.

Idem d'hydriodate de fer.

Hydriodate de fer 8 à 16 gr.
Eau 250 gram.
Ajouter à l'eau du bain.

Injections iodées.

Hydriodate de pot. 20 centigr.
Iode 10 à 30 gram.
Eau 1000 gram.

Idem d'hydriodate de fer.

Hydriodate de fer 15 gram.
Eau 1000 gram.

LEUCORRHÉE DARTREUSE.

Tisane.

Tiges de douce amère
Racine de bardane
Racine de patience
Ecorce d'orme piram. } aa 10 gr.
Eau com. 1000 gram.
Faites bouillir jusqu'à réduction d'un tiers; passez et ajoutez :
Sirop de fumeterre 90 gram.
A prendre par verres dans 24 heures.

Opiat soufré.

Soufre sublimé et lavé 20 gr.
Miel q. s.
4 à 8 gram. 2 fois le jour, dans les affections cutanées; et les constipations dans les maladies dartreuses.

Mixture (Biett).

Sirop de fumeterre 400 gram.
Sirop de pensées sauvag. 100 g.
Sulfite sulfuré de soude 10 gr.
D. 2 cueillerées par jour.
M. Biette emploie avec avantage dans les traitements de plusieurs affections chroniques, et notamment contre l'eczéma et le lichen.

Liqueur arsenicale (de Pearson).

Arseniate de soude cr. 45 centi.
Eau distillée 275 gram.
D. 25 gouttes dans la journée, dans un verre d'eau sucrée.

Idem (de Biett).

Arseniate d'ammoniaque 4 déc.
Eau distillée 250 gram.
Mêlez. Depuis 12 gout. jusqu'à 4 gram. et plus, dans les affections de la peau, mais principalement dans les affections squameuses, la lèpre et le psoriasis.

Idem (de Fowler).

Acide arsénieux 1 gram.
Carbonate de potasse 1 gram.
Eau distillée 100 gram.
Alcool de mélisse composé 3 gr.
D. 5 à 10 gout. dans le courant de la journée dans un verre d'eau sucrée.

Pilule contre les dartres (Gall.)

Extr. de trèfle d'eau
Extr. aq. de gayac } aa 4 gr.
Soufre d'antimoine
Calomel } aa 1 gr.
Poudre de rhubarbe q. s.
Mêlez et faites des pilules de 15 centigr. D. 5 à 6 par jour dans les dartres et les engorgements des viscères abdominaux.

Pilules (de Biett).

Arseniate de fer 15 centigr.
Extr. de houblon 4 gram.
Poudre de guimauve 2 gram.
Sirop de fleurs d'oranger q. s.
Mêlez. Faites 48 pilules. Une par jour, elles sont employées dans le traitement de l'eczéma, du lichen, dans les affections squameuses, la lèpre, le psoriasis, dans le lupus.

Idem.

Hydrochlorate de fer 6 décigr.
Gentiane en poudre 13 décigr.
Faites 12 pil. à p. 4 par jour, dans le cas d'éruption scrophuleuse.

Sirop de sulfure de fer.
(Cazenave.)

Sirop de saponaire 125 gram.
Sulfure de fer en poudre impalpable 2 gram.
D. 1 cueil. à bouche matin et soir. On l'administre dans la diathèse scrofuleuse et surtout contre les maladies cutanées liées à cette affection.

Lotion calmante.

Acide hydrocyanique 4 décigr.
Sublimé corros : 1 décigr.
Emulsion d'amendes amères 300 gram.
Dans le prurit intense.

Autre alcaline.

Carbonate de potasse 120 gr.
Eau 1000 gram.
Faites dissoudre et filtrez.

Injection sulfureuse.

Hydro sulfate de soude ou de potasse 2 à 4 gram.
Eau 500 gram.

Bain gélatino-sulfureux.

Colle de Flandre 1000 gram.
Sulfure de potassium 150 gr.
Eau q. s.
Faites dissoudre la colle à chaud dans q. s. d'eau et mélangez la dissolution en même temps que le sulfure avec l'eau du bain.

Bain sulfureux (Codex).
ou de Barège artificiel sans odeur.

Hydro-sulfate de soude crist. } aa 64 gr.
Carbonate de soude crist. }
Chlorure de sod. }
Eau distillée 320 gram.

Différentes fumigations, douches, cérats, pommades, etc. Voyez *Aff. herpétiques.*

LEUCORRHÉE ARTHRITIQUE.

Voyez *Arthrite.*

LEUCORRHÉE BLENNORRHAGIQUE.

Pilules camphrées, les injections, les fomentations.

Voyez la *leucorrhée simple.*

Emulsion de copahu.

Baume de copahu 30 gram.
Extr. de ratanhia 5 gram.
Jaune d'œuf n° 1.
Acide nitrique alcoolisé 10 gr.
Eau distillée 200 gram.
F. s. a. à p. en 3 ou 4 jours.

Electuaire (Cazenave).

Copahu 10 gram.
Poudre de cubèbe 120 gram.
Teint. de vanille q. s.
Mêlez. A prendre 4 gram. trois fois par jour.

Idem.

Copahu 30 gram.
Cubèbe en poudre 60 gram.
Essence de menthe 2 gram.
On peut ajouter un peu d'opium
On la donne dans du pain azyme à dose de 12 gr. en 3 prises.

Pilules de térébenthine.

Térébenthine cuite } aa 8 gr.
Cachou }
Rhubarbe 4 gram.
Copahu 4 gram.
Faites 140 pilul : 12 à 15 par jour.

Pilules.

Térébenth. de V.	aa 10 gram.
Extr. de gentiane	
Kino	
Sulfate de fer	

F. s. a. des pilules de 20 centig. contre les blennorrhagies entretenues par un état atonique, à la dose de 2 à 4 le matin, à midi et le soir.

Poudre.

Cubèbe 30 gram.
Alun 2 gram.
A prendre en 3 doses dans la journée.

Sirop gommeux au copahu.

Baume de copahu 80 gram.
Gomme en poudre 20 gram.
Eau 50 gram.
Essence de menthe poivrée 32 gouttes.
Sirop de sucre 400 gram.
Hydrochlorate de morph. 1 déc.
F. s. a. à prendre 8 à 60 gram. par jour.

Lavements (Ricord).

Copahu 25 gram.
Jaune d'œuf n° 1.
Extr. gom. d'opium 5 centigr.
Eau 200 gram.
Donnez dans le cas où le copahu ne peut pas être administré par la bouche.

Injections au nitrate d'argent.

Nitrate d'argent crist. 1 à 3 gr.
Eau distillée 500 gram.
M. s.a. Contre le catarrhe utéro-vaginal ou la blennorrhagie utéro-vaginale, avant ou après la période d'accuitée et après chaque injection on applique un tampon de charpie ou de coton.

Injections à l'acétate de plomb.

Acétate de plomb crist. 10 gr.
Eau 1000 gram.
On porte la dose d'acétate à 30 grammes en augmentant graduellement.

Autre.

Sulfate de zinc 4 à 8 gram.
Eau 1000 gram.

Autre.

Sulfate d'alumine et de potasse 8 à 15 gram.
Eau 1000 gram.

Autre.

Sulfate de zinc	aa 15 gram.
Alun calciné	

Eau de plantin 1000 gram.

Autre.

Liqueur tanique 20 à 40 gram.
Eau 1000 gram.
2 gram. de noix de galles concassées dans 90 gram. d'alcoolat de citron composé. On fait digérer pendant deux jours, et on obtient la liqueur tanique.

Autre.

Vin rouge du midi 150 gram.
Tanin pur 2 gram.

Autre.

Roses de Provence 4 à 8 gram.
Vin rouge 1000 gram.
F. infuser. Pendant les premiers jours, on mêle ce liquide avec moitié d'eau.

Autre.

Noix de galles pulvér. 15 gr.
Eau 500 gram.
Faites bouillir et verser sur une poignée de cerfeuil.

LEUCORRHÉE SYPHILITIQUE.

Tisane.

Salsepareille 60 gram.
Eau commune 1000 gram.
Faites bouillir et réduisez à moitié. Pour l'estomac irritable on ajoute 16 gram. poudre de gomme. On ajoute souvent à cette tisane le sirop de cusinier q. s.

Tisane iodurée.

Infusion de saponaire 1000 gr.
Iodure de potassium 3 gram.
Sirop de gomme 60 gram.
La dose de iodure de potass. peut être portée à 8 ou 9 gr. dans les accidents tertières de syphilis.

Liqueur de Van-swieten.

Deuto-chlorure de mer. 4 décig.
Alcool rectifié 45 gram.
Eau distillée 460 gram.
On commence par une demi-cueillerée à bouche matin et soir dans du lait ou de la tisane de salsepareille; puis on donne une cueillerée le matin et le soir 4 heures de distance des repas. S'il y a douleur de l'estomac on ajoute à chaque prise une cueillerée de sirop de pavot.

Pilules (de Dupuytren).

Sublimé 20 centigr.
Extr. d'opium 30 centigr.
Extr. de gayac 2 gram.
Faites 32 pilules. D. 2 à 3 par jour.

Pil. de proto-iodure de mer. (R.)

Proto-iodure de mer. } aa 3 gr.
Thridace }
Extr. de gayac 6 gram.
Extr. de thébaïque 1 gram.
Faites 60 pilules. D. 1 par jour et augmentez jusqu'à 3 ou 4 par jour. Tous les jours p. 3 verres de décoction de houblon avec une cueillerée à bouche de sirop de cusinier.

Idem cullerier.

Proto-iodure de mer. 12 décig.
Extr. d'opium 3 décigr.
Extr. de gayac 4 gram.
F. s. a. 24 pilules à prendre une matin et soir et augmentez.

Idem.

Proto-iodure de mer. 40 centig.
Extr. d'opium 30 centigr.
Extr. d'aconit 50 centigr.
F. s. a. 32 pilules, à prendre une le matin et une le soir et augmentez. Lorsqu'il y a engorgement scrophuleux, on ajoute la poudre de cigüe.

Idem.

Sublimé 2 décigr.
Extr. gom. d'opium 40 centig.
Extr. d'aconit 60 centigr.
Extr. de gayac 3 gram.
F. s.a. 32 pilules, à prendre une le matin et le soir et augmentez. Après chaque prise de pilules on prend un verre de tisane de houblon ou de salsepareille avec addition de 5, 10, 15 centigr. de iodure de potassium.

Ce mode d'administration m'était très-efficace dans les affections syphilitiques avec ulcérations de gosier.

Pilules de sedillot de plenck.

Voyez *formul.*

Solution iodurée.

Eau distillée 250 gram.
Iodure de potass. 1 gram.
Teint. d'iode 4 gram.
En gargarisme dans les ulcérations de la gorge, pour pincesement des surfaces cutanées ulcérées.

Sirop.

Sirop de salsepar. 500 gram.
Sublimé 20 centigr.
Extr. gom. d'op. 40 centigr.
F. s. a. Une cueillerée à bouche matin et soir et on augmente jusqu'à 4 cueillerées par jour

Autre.

Sirop de cusinier 500 gram.
Cyanure de mer. 20 centigr.
Même emploi comme le précédent.

Bains de sublimé.

Sublimé 8 gram.
Eau distillée 500 gram.
Versez dans une baignoire en bois contenant :
Eau q. s. à 20°
On augmente la dose jusqu'à 30 gram. de sublimé. On peut en prendre un chaque jour de demi heure de durée. Dans les maladies de la peau et la vérole constitutionnelle.

Bains de sièges.

Sublimé 2 à 8 gram.
Eau 500 gram.
Versez dans l'eau q. s.
Mêmes conditions que pour les précédents.

Injections.

Sublimé 1 à 2 gram.
Eau distillée 1000 gram.
Laudanum 8 gram.
F. s. a. dans la leucorrhée syphilitique.

Pédiluves mercurielles.

Sublimé 1 gram.
Alcool 30 gram.
Eau distillée 500 gram.
Versez dans l'eau q. s. pour le bain des pieds.
Contre les exostoses et les tumeurs syphilitiques.

Fumigation cynabrée. Frictions mercurielles. Voy. formul.

Lotions et pincements.

Vin aromatique du Codex pour le chancre indolent.

Idem.

Vin aromat. 240 gram.
Extr. gom. d'opium 2 gram.
On emploie pour les pincements des chancres douleureux.

Pommade.

Calomel à la vap. 1 gram.
Cérat opiacé 30 gram.

Autre.

Proto-iodure de mer. 1 gram.
Axonge 30 gram.
On porte la dose de proto-iod. jusqu'à 8 gram. s'il ne produit pas trop d'irritation.

Miel mercuriel.

Mercure doux 5 gram.
Miel blanc 30 gram.
En topique sur les ulcérations vénériennes de la gorge et des parties génitales.

Pommade.

Cérat opiacé 50 gram.
Précipité rouge 1 gram.
Calomelas 5 décigr.
Dans les ulcères syphilitiques stationnaires sans inflammation.

Lotion.

Chlorure oxyde de sod 60 gr.
Eau distillée 120 gram.
Pour le pincement des tubercules muqueux, après les avoir soupoudrés avec le calomel.

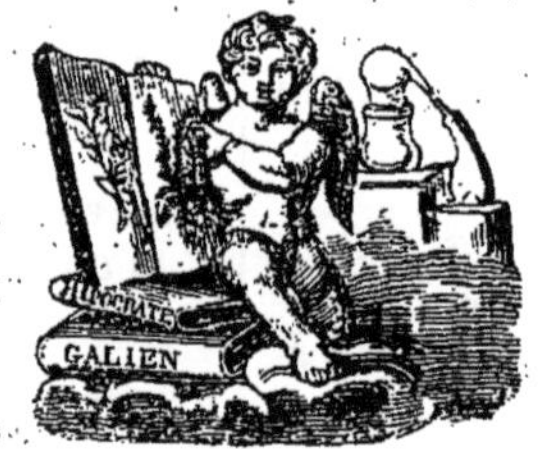

IIe PARTIE.

Leucorrhée, fleurs blanches, catarrhe utérin chronique.

LEUCORRHÉE CONSTITUTIONNELLE ET CHLORÉTIQUE

> Et hæc cognoscere oportere mihi videtur, nimirum, quæ affectiones sexui ex facultatibus ac potentiis, quæ item ex figuris adveniunt.
>
> Hip.

La leucorrhée chronique succède quelquefois à l'état aigu, mais le plus souvent elle se développe insensiblement sous l'influence des mêmes causes, mais agissant beaucoup plus lentement. Elle a surtout lieu chez les femmes d'un tempérament lymphatique ou lymphatico-nerveux, d'une constitution faible ou scrophuleuse et humorale.

La leucorrhée chronique peut être *vaginale* ou *utérine* mais le plus souvent elle affecte le vagin et l'utérus ensemble.

Symptômes. La malade ressent des douleurs vagues, obtuses aux parties génitales, accompagnées d'un écoulement blanchâtre, jaunâtre, verdâtre ou incolore, et quand la *phlegmasie* est bornée à la cavité du col, l'écoulement est épais, tenace, visqueux comme du blanc d'œuf; mais si toute la cavité utérine est malade, il est liquide, purulent ou comme de la crême de lait. Quelquefois il est d'une odeur fade ou fétide qui excorie souvent les vulves et même les parties supérieures des cuisses.

Ce flux est souvent augmenté par les affections tristes de l'âme, par le changement brusque de la température, surtout lorsqu'elle est froide et humide. Si la leucorrhée est abondante, elle occasionne toujours des troubles symphatiques des voies digestives, tels que douleurs et tiraillements à l'épigastre, inappétence ou dépravation de l'appétit, vomissements, lassitude générale, paleur du visage, amaigrissements, syncopes et quelques symptômes hystériques; les tiraillements dans les aines et les lombes; les fourmillements qui ont lieu dans les cuisses et les pieds, font présumer l'engorgement et le déplacement de l'utérus qui se compliquent souvent. La constipation accompagne aussi cet état.

Les femmes leucorrhéiques sont souvent stériles, ou bien leurs grossesses sont suivies d'avortement, ou si elles donnent naissance à des enfants à terme, ils sont faibles, maigres, disposés aux affections scrophuleuses ou atteints de quelque vice de conformation, et on peut considérer souvent ces affections comme la syphilis dégénérée au 2me degré.

Leucorrhée chlorétique. Très-souvent la leucorrhée est compliquée de chlorose et quelquefois on rencontre des filles chlorétiques atteintes d'un écoulement leucorrhéique.

L'état anémique, les palpitations, l'essoufflement, la paleur générale, la faiblesse musculaire, les vertiges, quelquefois la céphalalgie et le sifflement des oreilles, ainsi que le trouble des fonctions digestives caractérisent cette affection. Les menstrues sont tardives et le sang est peu coloré, souvent même elles manquent et sont remplacées par un écoulement blanc. Cette leucorrhée n'est pas grave et la guérison est facile à obtenir par l'emploi des ferrugineux, des toniques et des amers.

Leucorrhée constitutionnelle. Il y a des enfants qui naissent de mères leucorrhéiques, avec une constitution faible, rachitique ou scrophuleuse, qui ont des fleurs blanches abondantes, qui affaiblissent ou détériorent leurs constitutions; cette leucorrhée peut même atteindre des femmes adolescentes, alors elle n'est que le dernier période du catarrhe utérin chronique. Elle est caractérisée par les différents troubles des fonctions digestives, les vertiges, une cécité momentanée en fixant un objet avec attention, le visage pâle, maigre ou bouffi, la peau blafarde, la mélancolie, l'hypochondrie, les spasmes, les syncopes, etc.

La marche de la leucorrhée chronique est lente, continue ou intermitente; quelquefois elle est mensuelle. Dans les grandes villes, dans les pays froids et humides ces écoulements sont très-rebelles: Sa durée est longue, illimitée, souvent elle persiste toute la vie.

Terminaison. Chez la femme scrophuleuse, humorale, la leucorrhée abandonnée à elle-même et entrenue par différentes causes soit générales, soit locales, amène la détérioration de la constitution, d'où s'en suivent des conséquences funestes. Lorsqu'elle est traitée convenablement, avec persévérance, on obtient la guérison malgré sa nature scrophuleuse, blennorrhagique ou syphilitique.

Le diagnostic consiste à distinguer la nature, le siége et les causes des écoulements; M. Lisfranc, à qui la science et l'humanité doivent tant de reconnaissance pour ses travaux sur ces affections, dit : pour nous le point important est de savoir : « 1° s'il existe des pertes blanches dues à un état chronique ou aigu ; 2° Si ces pertes sont essentielles, c'est-à-dire dépendantes d'un état catarrhal de la face interne des organes génitaux, ou bien symptômatiques d'une affection plus ou moins grave ; 3° si elles dépendent d'une cause syphilitique. » Il recommande en outre de s'assurer si l'écoulement ne serait pas entretenu par une altération chronique des tissus. Ce n'est en effet que par un examen minutieux que l'homme de l'art, qui a l'habitude de distinguer les différents caractères de ces maladies, peut parvenir à découvrir leurs causes, leur véritable nature et établir le traitement convenable.

Le siége des fleurs blanches est dans les follicules muqueuses du col et de la cavité de l'utérus, ainsi que du vagin.

Les complications sont les mêmes que dans l'état aigu. En outre, on observe souvent des exulcérations superficielles du col utérin, des ulcérations, divers troubles de la menstruation, des engorgements et le déplacement de l'utérus, ainsi que différentes altérations organiques.

Le traitement doit être basé sur la cause et la nature des fleurs blanches, sur l'état général du sujet. Il ne suffit pas d'employer les moyens externes, il faut en même temps modifier la constitution générale. Chez les femmes maigres, faibles, d'un tempérament nervoso-lymphatique ou lymphatique, scrophuleux, chlorétique, la médication interne et l'hygiène doivent jouer un grand rôle ; chez elles la nourriture doit être fortifiante et analeptique, l'exercice modéré, l'habitation de la campagne dans un lieu sec, les promenades, les bains froids, les bains de mer, ainsi que le lavage des parties avec de l'eau froide sont recommandés. A ces moyens hygiéniques, on joint les moyens internes, les fortifians, les toniques et les amers.

Traitement interne. On a vanté les différents moyens pour la guérison de la leucorrhée. Nous parcourrons rapidement tous les médicaments recommandés pour cette affection; c'est au médecin à apprécier les circonstances et à faire le choix des remèdes, d'après la cause et la nature de la maladie.

Les résineux et les balsamiques sont fréquemment employés même avec succès, chez les malades affectés de catarrhes chroniques de l'utérus et du vagin; ils sont surtout efficaces lorsque la maladie s'étend à la muqueuse des voies urinaires et que l'écoulement ne paraît lié à aucune altération de la constitution.

Le baume de copahu soit seul, soit associé au quinquina, au sulfate d'alumine, au cubèbe, à la gomme kino, à la gentiane, etc., est souvent employé. On le donne à petite dose et on continue long-temps son emploi chez les femmes d'une faible constitution et lorsque la maladie est invétérée; mais si le catarrhe utérin ou urétral est récent on élève la dose.

Les baumes de Pérou et de Tolu sont également préconisés. La térébenthine est fréquemment employée, soit seule, soit associée à des poudres astringentes toniques, etc. Les ferrugineux, les toniques et les amers, sont prescrits chez les femmes chlorétiques et aménorrhéiques, ainsi que chez les malades faibles, d'un tempérament nerveux ou nervoso-lymphatique, mais ils augmentent l'écoulement chez les femmes sanguines et ils sont peu utiles lorsque la leucorrhée est accompagnée d'une ulcération de l'utérus. Parmi les préparations de fer qu'on a recommandées sont : les pilules de Vallet de Blaud, de citrate et de lactate de fer, de limaille, d'oxyde noir de même métal, ainsi que de l'iodure de fer, l'eau ferrée, les eaux minérales ferrugineuses, etc.

Beaucoup d'autres médicaments toniques, végétaux et minéraux, ont été recommandés dans la leucorrhée atonique, ou dans le catarrhe utéro-vaginal chronique. Différentes préparations de quinquina, de gentiane, d'écorce de chêne, de noix de galles, de ratanhia, de colombo, de grande consoude, de racine d'aunée, sont souvent employées.

Le seigle ergoté ou l'ergot de seigle est efficace lorsque l'écoulement a son siége dans l'utérus et paraît tenir à l'état atonique de cet organe. M. Ricord a observé qu'il influe avec efficacité sur la blennorrhagie utérine et reste sans effet sur les écoulements vaginaux, urétraux et vulvaires ; d'après mon expérience, il paraît agir spécialement sur la matrice ; mais il est le plus utile dans les lochies qui se prolongent chez les femmes faibles, anhémiques et dans les écoulements utérins provenant de fausses couches, sans lésion organique appréciable.

On l'administre en poudre récemment préparée ou en pilules.

Les purgatifs ont été recommandés par les anciens et remontent à la plus haute antiquité. Gallien, Sydenham,

Boerhave, ont vanté l'emploi des purgatifs pour la guérison des écoulements chroniques; ils ont employé le jalap, l'aloës, la scammonée, la coloquinte, le calomel, etc.

Ils sont utiles lorsque les femmes sont sujettes à la constipation, lorsqu'elles sont d'une constitution molle, lymphatique et que le tube digestif est parfaitement sain.

Les sudorifiques et les mercuriaux sont indiqués lorsque l'écoulement est de nature suspecte et que les symptômes syphilitiques demandent leur emploi.

L'iode, la ciguë et les colchiques ont été recommandés. Le docteur Gimelle a employé avec succès le sirop d'iode et les frictions avec la pommade d'hydocédate de potasse. Jahn Bell a obtenu d'heureux résultats avec des préparations d'iode. J'ai remarqué que ce médicament est particulièrement utile dans la leucorrhée scrophuleuse compliquée d'engorgements de l'utérus.

On a vanté la ciguë, mais son efficacité est douteuse ainsi que celle du colchique.

Le traitement local dans les écoulements des femmes est de la plus grande importance, car le plus souvent la leucorrhée est entretenue par une altération des tissus des organes génitaux. Ce traitement consiste dans l'emploi de bains, de lotions, de différentes injections, de cataplasmes dans le vagin, de cautérisations, etc. Les bains de rivière, de mer, les bains de siége, d'eaux minérales ferrugineuses, de plantes aromatiques, astringentes ou toniques, sont employés chez les femmes à chair molle, d'un tempérament lymphatique, scrophuleux et chlorétique.

Les injections vaginales et le tamponnement sont les

moyens les plus efficaces, pour guérir la leucorrhée vaginale chronique, même, quelquefois, de l'utérus. Les différentes injections sont recommandées, ainsi que le vin rouge avec une décoction de roses de Provence, une décoction ou infusion de noix de galles, d'écorce de chêne, de quina, de racine de tormentille, de ratanhia avec addition de sulfate d'alumine, de zinc, de sous-acétate de plomb, etc.

Les fomentations et les injections doivent être tièdes lorsqu'elles se composent de liquides émolliens ou narcotiques; elles seront froides toutes les fois qu'on fera prendre des liquides résolutifs, toniques, astringents, etc.

Les injections doivent être pratiquées au moyen d'une seringue terminée en olive percée en arrosoir, et être d'une durée de 10 à 15 minutes. Pour faire ces injections, la malade doit se coucher sur le dos et maintenir le bassin élevé pour conserver plus long-temps le liquide en contact avec les parties malades; car sur un bidet le liquide ne peut séjourner. Après chaque injection, M. Ricord emploie le tamponnement de charpie trempée dans le même liquide.

Les injections de nitrate d'argent sont pratiquées de la même manière.

Les cautérisations du vagin avec le crayon de nitrate d'argent sont recommandées; on les pratique de la manière suivante : après avoir introduit le spéculum, on cautérise légèrement le col utérin et à mesure qu'on le retire, on cautérise dans toute son étendue, la muqueuse du vagin qui se présente à son extrémité et on y place un tampon de charpie. Le lendemain on fait plusieurs injections de solutions d'acétate de plomb et on cautérise les pointes qui ont échappé à la première cautérisation.

La cautérisation du col utérin. On emploie dans le catarrhe purulent chronique, ou dans la blennorrhagie utérine, des injections de nitrate d'argent, dans la cavité de l'utérus (3 déc. sur 30 gr. d'eau dist.) sans le moindre accident, à 8 jours d'intervalle, au moyen d'une seringue à hydrocelle. On emploie même des injections résolutives astringentes et on les pratique de la manière suivante : on fait pénétrer dans la cavité, une seringue remplie du liquide qu'on veut injecter et armée, par son bout, d'une sonde de gomme élastique, flexible, assez fine, ouverte par les deux extrémités ; on l'introduit dans l'orifice du col à une profondeur de 3 à 4 lignes ; on injecte doucement, sans effort, en laissant 3 à 4 minutes ces injections en contact avec la surface malade ; ensuite on la retire et on introduit une autre seringue remplie d'eau tiède pour entraîner le premier liquide. La femme doit être placée comme si on voulait examiner le col de l'utérus. On pratique de la même manière les injections astringentes résolutives, etc. On a employé également les injections d'iode chez les femmes lymphatiques avec quelque succès (2 décigr. de teint. d'iode sur 90 gram. d'eau). Les cataplasmes vaginaux sont appliqués au moyen d'une seringue privée de sa canule, ou mieux encore en employant celle de M. Lair. A l'approche des époques il faut suspendre toute médication.

Le traitement de la leucorrhée constitutionnelle consiste à changer pour ainsi dire, l'état général des sujets, par des moyens fortifiants que fournissent l'hygienne et la thérapeutique. Ensuite lorsqu'on veut tarir l'écoulement par des moyens locaux, il faut établir un exutoire, comme un cautère, un séton, crainte de le répercuter.

Si la suppression de la leucorrhée amène quelque désordre dans l'économie, il faut rappeler cet écoulement dans son siége primitif.

La leucorrhée chez les chlorétiques est entretenue par un état anhémique ou chlorétique qui réclame un traitement spécial.

Les toniques, les amers ainsi que les ferrugineux, combinés avec les moyens hygiéniques, sont capables de fortifier la constitution et de rendre l'hématose plus complète et plus active.

FORMULAIRE.

LEUCORRHÉE CHRONIQUE.

Pilules (Colombat).

Gentiane en poudre 30 gram.
Canelle
Rhubarbe } aa 12 gram.
Oxyde de fer noir
Copahu solidifié offic. 60 gram.
F. s. a. des pilules de 2 décigr. à p. 6 le matin et le soir.

Autres.

Térébenthine de Venise
Extr. de gentiane } aa 10 gram.
Kino
Sulfate de fer
F. s. a. des pilules de 10 centig. à p. 5 à 8 le matin, à midi et le soir, contre la leucorrhée atonique.

Autres.

Cubèbe
Cachou
Sang dragon } aa 8 gram.
Alun
Carbonate de fer 12 gram.
Gomme en poudre 2 gram.
Sirop diacode q. s.
F. s. a. 200 pilules à prendre 7 à 8 par jour.

Autres de copahu.

Baume de copahu 30 gram.
Magnesie calcinée, 4 gram.
Cachou 15 gram.
Poivre cubèbe 48 gram.
Extr. aq. d'op. 25 centigr.
Essence d'anis 10 gout.
F. s. a. des pilules de 30 centig. à p. 2 le matin, à midi et le soir et augmentez.

Autres, de l'hôpital de Lyon.

Térébenthine 30 gram.
Extr. de rhubarbe 6 gram.
Camphre 4 gram.
F. s. a. des pilules de 20 centig.
D. 9 par jour en 3 fois.

Autres.

Sang dragon } aa 8 gr.
Térébenthine cuite
Extr. aq. d'opium 20 centigr.
F. s. a. des pilules de 20 centig. à p. 3 le matin, à midi et le soir.

Autres.

Sulfate de fer crist. et pulvér. } aa 4 gr.
Kino pulv.
Térébenthine cuite } aa 8 gr.
Extr. de gentiane
Poudre de réglisse q. s.
F. s. a. 180 pilules à prendre 8 à 10, 3 fois par jour, dans la leucorrhée avec la menstrue copieuse.

Potion avec le seigle ergoté et l'alun.

Seigle ergoté 1 gram.
Sulfate acide d'alumine et de potasse 10 centigr.
Extr. de ratanhia 4 gram.
Infusion d'aya-pana 90 gram.
Sirop de consoude 30 gram.
D. par cueill. 3 fois par jour.
Elle est efficace lorsque la leucorrhée est compliquée d'une hémorrhagie utérine passive.

Pilules.

Seigle ergoté en poudre récente 16 décigr.
Extr. d'opium 2 décigr.
Sirop de gomme q. s.
F. 6 pil. à p. 2 par jour.
Elles sont utiles lorsque les lochies se prolongent ou pour l'écoulement provenant de l'utérus.

Poudre de seigle ergoté.

Seigle ergoté en poudre récente 1 gram.
Sucre de vanille 2 gram.
Divisé en 3 doses, à p. dans la journée.

Electuaire.

Quinq. en poudre } aa 30 gr.
Thériaque }
Limaille de fer 8 gram.
Sirop de safran q. s.
D. 4 gram. matin et soir. On boit immédiatement après un verre d'infusion d'ortie blanche auquel on ajoute une cueillerée à bouche de sirop de coings ou de grande consoude. Il est recommandé contre la leucorrhée chlorétique.

Sirop (de Ricord).

Sirop de Tolu 500 gram.
Sous-carbon. de fer } aa 8 gr.
Extr. de ratanhia }
D. 4 à 6 cueillerées par jour, dans la blennorrhée et les suintements muqueux.

IIIe PARTIE.

Les ulcérations du col de la matrice.

Ulcus autem sive prius factum fuerit, sive in morbo accesserit, considerare oportet.

Hip.

Nous diviserons ces ulcérations, d'après leur forme et leur nature, en : *simples*, *blennorrhagiques*, *syphilitiques*, *dartreuses*, *scrophuleuses*, *arthritiques*, *scorbutiques*, *cancéreuses et carcinomateuses*.

Pour faciliter leur étude, nous ferons connaître successivement les caractères de chaque ulcération.

Les ulcérations simples sont :

1° Érosions granulées du col de l'utérus. Elles sont d'une forme plus ou moins arrondie, occupant le pourtour du col ou l'une des lèvres du museau de tanche; quelquefois elles se propagent dans la cavité de l'utérus; la surface des plaies est rouge, foncée, inégale et grenue; elle est accompagnée de rougeurs et de tuméfactions du col. Elles débutent par de petites pointes granuleuses qui peu à peu s'excorient et deviennent confluentes. M. Gibert considère ces érosions comme un symptôme vénérien consécutif. (Voy. Ul. syphil.)

2° Excoriations. Elles diffèrent des précédentes par l'absence des granulations. La surface des plaies est rouge, irrégulière, très-superficielle, ressemble aux petites vésications de la peau, et saigne par attouchement.

Ces excoriations peuvent se transformer en érosions granulées, si leur traitement est négligé.

3° Ulcérations aphtheuses. Elles se déclarent par des vésicules aphtheuses, saillantes, incolores, qui se rompent et forment une petite ulcération rouge circonscrite, légèrement rugueuse, parsemée de petites pointes blanches grisâtres.

Elles pourraient revêtir la forme érythémateuse, vésiculaire et ulcérée; on les compare aux brûlures. Elles proviennent souvent du coït répété peu de jours après les couches ou pendant la menstruation.

4° Ulcérations linéaires. On désigne sous ce nom les exulcérations étroites provenant des déchirures de l'orifice de la matrice pendant lès couches ou les fausses couches, ainsi que de l'application des forceps. Ces ulcérations peuvent se propager sur tout le col de l'utérus, étant entretenues soit par des causes mécaniques, soit par des écoulements corrosifs, et elles peuvent revêtir les différents caractères. Ces ulcérations sont les plus fréquentes chez les femmes qui ont fait des enfants.

6° Ulcérations végétantes. Elles sont caractérisées par des bourgeons charnus très-saillans, d'un rouge plus ou moins vif; les autres caractères sont analogues à ceux des ulcérations granulées.

7° Ulcérations fongueuses. Elles sont presque toujours d'un rouge foncé et violacé et couvertes de bourgeons mous; elles saignent facilement. Ces ulcérations se compliquent du gonflement et de l'engorgement du col utérin;

elles se montrent chez les femmes lymphatiques et scrophuleuses.

Toutes ces ulcérations sont accompagnées le plus souvent d'un écoulement leucorrhéique d'une couleur verdâtre, blanchâtre, jaunâtre, etc.

Les symptômes généraux de ces ulcérations ne sont pas constants. La malade éprouve quelquefois des chaleurs, des prurits accompagnés de douleurs au fond du vagin et d'une effusion de quelques gouttes de sang surtout après le coït; quelquefois il s'y joint un dérangement des fonctions digestives et quelques symptômes hystériques. Les douleurs au bas ventre, aux reins, des tiraillements dans les aines, etc., nous font présumer que les ulcérations sont compliquées d'un engorgement inflammatoire de l'utérus; au reste, le spéculum est le seul moyen sûr, pour préciser le diagnostic de ces maladies.

La marche et la durée varient selon le caractère des ulcérations. Les excoriations, les ulcérations granulées, linéaires et aphteuses récentes, chez les femmes d'une bonne constitution, guérissent assez facilement; les ulcérations végétantes ont plus de difficultés et exigent la longueur du temps. Les ulcères fongueuses et saignantes, compliquées d'engorgement inflammatoire de l'utérus, chez les femmes d'une constitution scrophuleuse, sont plus difficiles à guérir. Ces affections en général ne sont pas graves si l'on y remédie dès le principe; elles sont dangereuses abandonnées à elles-mêmes ou mal traitées, car alors elles tendent à revêtir de fâcheux caractères.

Traitement des ulcérations simples. Lorsque ces ulcérations sont douloureuses et accompagnées de symptômes inflammatoires, les bains entiers, les $^1/_2$ bains, les injections, l'application locale d'une solution d'opium, etc., sont employées; les tisanes émulsives ou délayantes, les aliments légers et le repos des organes doivent être recommandés. Si c'est chez les femmes pléthoriques, il se joint, à cet état l'inflammation de l'utérus; alors, une application de sangsues sur les cuisses ainsi que sur le col de la matrice est très-utile.

Quelquefois les saignées dérivatives sont nécessaires. Lorsque les symptômes inflammatoires ont disparu et que les ulcères sont indolents, les injections toniques astringentes ou résolutives, comme d'acétate de plomb, de sulfate d'alumine, de sulfate de zinc, de sublimé corrosif, de nitrate d'argent, de quinquina, de rathania, d'écorce de chêne, de noix de galles, etc., sont ordonnées. Le meilleur moyen, outre les injections, est la cautérisation, soit avec le nitrate d'argent, soit avec le nitrate acide de mercure. Lorsque la surface des ulcères a été cautérisée 4 ou 5 fois, on hâte la cicatrisation par l'insufflation de poudre de calomel, ainsi que par l'application de tampons de charpie saupoudrés de la même poudre.

Si l'individu est lymphatique ou scrophuleux et sa constitution délabrée, il sera utile d'employer les toniques à l'intérieur. Lorsque les ulcérations sont profondes, surtout les ulcérations fongueuses et végétantes, on cautérise fortement avec le nitrate d'argent ou avec le nitrate acide de mercure ou de potasse caustique, à la chaux, etc., même avec application de fer rouge (Jobert). Si la cautérisation amène des douleurs, il faut ordonner un bain et recommander de faire des injections pendant sa durée.

On pratique aussi des injections calmantes. L'application de cataplasmes émollients, narcotiques, dans le vagin, ou la charpie trempée dans la solution d'opium m'ont paru souvent très-utiles.

Lorsque les ulcérations se propagent jusqu'à l'intérieur du col, il faut porter les caustiques sur le siège du mal, tels que le nitrate d'argent en crayon, le nitrate acide de mercure, le muriate d'or acide, etc., au moyen d'un pinceau. Il faut prendre pour règle, qu'après chaque cautérisation, on pratique instantanément des injections d'eau légèrement tiède. Chez les femmes enceintes, on n'emploie pas les cautérisations de crainte de provoquer l'avortement, mais les injections sont toujours recommandées.

Ulcérations Blennorrhagiques.

Dans la leucorrhée blennorrhagique, on trouve souvent le col de l'utérus, d'une teinte enflammée, d'un rouge foncé et de petits ulcères parsemés sur la surface de cet organe.

Dans la blennorrhagie chronique, les ulcérations sont rouges au bord et pâles au milieu, rondes et creuses. En explorant avec le doigt, on sent une masse de petits grains durs et secs autour du col de la matrice et sur les parois du vagin, qui ne sont que des follicules muqueuses ulcérées.

Le traitement est le même que pour la blennorrhagie. Il faut tarir l'écoulement ; ensuite si les ulcérations persistent, ce qui arrive souvent dans l'état chronique négligé ou mal traité, il faut les cautériser légèrement avec le nitrate d'argent ou par l'insufflation de poudre de calomel.

Ulcérations Syphilitiques.

L'utérus peut devenir le siége de différentes ulcérations de nature syphilitique.

1° Ulcérations granulées. M. Gibert dit que sur 143 malades à l'hôpital d'Ouvreine, il a trouvé 114 fois ces ulcérations seules ou liées avec des chancres, des tubercules plats, des végétations, etc., ainsi que des ulcères consécutifs sur les amygdales, le pharynx, la bouche, la langue, etc. A leur début, il se forme de petites pointes granulées, légèrement saillantes qui, peu à peu, s'excorient et deviennent confluentes (Voyez éros. granulées).

Il est évidemment prouvé que le chancre peut se guérir par des moyens locaux, sans l'emploi du traitement général; mais étant entretenu par différentes causes ou son traitement étant négligé ou mal dirigé, il produit les symptômes consécutifs dans le gosier, sur les amygdales, etc., et malgré que ces ulcérations ne portent pas le caractère spécial, on doit présumer leur nature syphilitique. Combien de fois j'ai vu la syphilis sous l'influence d'un climat chaud, saturer l'économie entière sans reproduire les symptômes évidents de ces affections! Il ne faut pas considérer la position sociale de la femme et présumer que les ulcérations du gosier qui se montrent si souvent, sont occasionnées par quelque irritation locale, car les femmes, dans cet état, sont sujettes, sous l'influence d'un changement de température, aux corisas, aux angines, aux bronchites, etc.

Toutefois, lorsque j'ai trouvé chez une femme des ulcérations même superficielles dans le gosier, sur les amygdales, etc., cela a été pour moi un indice certain qu'elle était atteinte d'une leucorrhée accompagnée d'ulcérations du col de l'utérus.

Je ne suis point étonné que dans ce siècle d'industrialisme, de luxe, d'égoïsme, de dégradation morale, où le bien être matériel caractérise tous les actes de la vie, on rencontre si souvent ces affections chez les femmes mariées aussi bien que chez les filles.

2° Ulcérations végétantes. On rencontre quelquefois sur le col utérin de véritables végétations syphilitiques.

3° Les ulcérations papuleuses présentent la forme de tubercules plats ou de papules ulcérées, ressemblant à celles qu'on rencontre sur les vulves.

4° Chancre du col. MM. Ricord, Duparque, Gibert, Cullerier, etc., ont observé plusieurs fois le véritable chancre du col utérin. Ce chancre se repose toujours sur la base engorgée ; il est profond, les bords sont durs, élevés et coupés à pic.

Les ulcères ont un fond grisâtre ; ils occasionnent des douleurs, et l'écoulement qu'ils fournissent est jaunâtre, verdâtre et quelquefois sanguinolent, surtout après le coït. Quelquefois par leur dureté et leur profondeur, ils simulent des ulcères cancéreux, ce qui induit en erreur le médecin peu expérimenté dans ces affections.

Les taches rouges foncées siégeant sur le col de l'utérus, observées par M. Gibert, qui ont de l'analogie avec les aphthes de la bouche, sont quelquefois un indice de la syphilis constitutionnelle et elles se lient avec d'autres symptômes syphilitiques.

Le traitement local des ulcérations granulées est le même que nous avons indiqué dans les ulcérations simples.

Les végétations du col doivent être excisées, et ensuite il faut cautériser leurs racines.

Les exulcérations papuleuses et chancreuses sont combattues par des bains, des demi-bains, des injections émollientes narcotiques, par l'application de solutions opiacées, etc., dans l'état aigu; mais lorsque les symptômes inflammatoires ont diminué, on a recours aux cautérisations, aux injections avec une solution de sublimé (10 centig. sur 30 grammes d'eau). Mais lorsque les bords des ulcères sont engorgés et tuméfiés ainsi que l'utérus, les frictions sur les cuisses et sur le bas ventre avec l'onguent mercuriel ou la pommade d'hydriodate de potasse ou stibiée (Duparque), favorisent la résolution. On panse l'ulcère avec la pommade au calomel ou au proto-iodure de mercure uni au miel, et lorsque les bords sont détruits et que l'ulcère est dans l'état de réparation, des insufflations de calomel hâtent la cicatrisation. Dans l'état d'atonie des ulcères le vin aromatique est indiqué.

Dans les tubercules muqueux, j'ai vu employer des lotions avec le chlorure de soude suivies d'une application de calomel en poudre par M. Ricord, dans l'hôtel du midi, avec beaucoup de succès. Dans plusieurs circonstances mon expérience à confirmé l'efficacité de ces moyens. Les pansements avec la solution de sublimé, sont recommandés par quelques-uns.

Ulcérations Dartreuses ou Herpétiques.

Elles peuvent se former sur le col utérin; elles se montrent à la suite de la suppression des dartres. Le col de l'utérus est parsemé de pointes rouges ressemblant à des piqûres de puces, accompagnées d'un écoulement séro-muqueux, incolore, assez abondant, avec des prurits; plus tard ces ulcérations prennent l'aspect des ulcérations simples.

Leur traitement consiste à rappeler l'affection herpétique dans le siége primitif par l'application de sinapismes, de vésicatoires, de cautères sur le lieu occupé primitivement par les dartres : les bains, les injections sulfureuses et le pansement des ulcères avec la pommade souffrée, ainsi que le traitement général anti-dartreux sont indiqués.

Ulcères Scrophuleux.

La base de ces ulcérations est dure, tuberculeuse et porte le caractère scrophuleux; les bords sont frangés, ramollis, la surface inégale, spongieuse et grisâtre. La sécrétion est fétide et très-abondante. J'ai vu un cas d'ulcères isolés sur le col de l'utérus accompagnés d'engorgement des follicules qui tendent à s'ulcérer. A leur début, les follicules étant saturés de matière scrophuleuse, ils se ramollissent et forment plusieurs petites ouvertures qui sécrètent un pus floconneux ou séro-caseux; bientôt l'ouverture s'agrandit et forme un ulcère profond, à bords inégaux, à fond grisâtre, sécrétant un liquide abondant d'une odeur désagréable. Ces ulcérations sont la plupart indolentes et elles sont longues à guérir.

Leur traitement consiste dans l'emploi des moyens internes que nous avons indiqués dans le traitement de la leucorrhée scrophuleuse aiguë, et localement on recommande les injections toniques iodurées, ainsi que des cautérisations avec une solution d'or ou avec le nitrate acide de mercure.

Ulcérations Arthritiques.

Les auteurs Allemands admettent leur existence ; ils prétendent que ces ulcérations sont déterminées par une altération du système veineux abdominal, mais nous ne les admettons pas parce qu'il nous manque des preuves et des observations convaincantes.

Ulcérations Scorbutiques.

L'utérus peut devenir le siége d'ulcérations scorbutiques. Leurs bords sont œdémateux et bleuâtres ; leur fond est sale, couvert de fongosités et saigne au plus léger contact ; l'écoulement est très-liquide, infect et mêlé à du sang noirâtre. Le col de l'utérus est gonflé, mollasse, d'une couleur livide. Ces ulcérations peuvent être primitives et toutes, par suite d'une diathèse scorbutique, peuvent affecter ce nouveau caractère.

Dans ces ulcérations il faut employer le traitement général anti-scorbutique, le cresson, le cochléaria, le béca-bunga, les aromatiques, les amers, les toniques, les acides végétaux et minéraux. Les injections toniques, astringentes et la cautérisation avec l'acide hydro chlorique étendu ou uni au miel, aident la guérison.

Ulcérations Cancéreuses.

Les ulcérations simples, syphilitiques, scrophuleuses

et autres, négligées ou mal traitées, peuvent revêtir la forme d'ulcères pernicieux et être considérées comme cancéreuses. Elles s'élargissent en rongeant les parties voisines et prennent une marche destructive. Elles se couvrent de bourgeons charnus de mauvaise nature. Leur base s'endurcit et un écoulement séro-saigneux, très-fétide, qui ressemble à un véritable cancer se fait apercevoir; une douleur lancinante s'ensuit, accompagnée d'une perte de sang, surtout après le coït.

Leur traitement est dirigé d'après le principe de la maladie. Lorsqu'on soupçonne que l'affection a été primitivement scrophuleuse, dartreuse ou syphilitique, on doit prescrire un traitement interne spécial à chaque maladie et s'occuper en même temps du traitement local.

Lorsque les douleurs sont vives, il faut employer des injections calmantes, des bains, des demi-bains, des cataplasmes dans le vagin, des lavements narcotiques opiacés, et à mesure que les douleurs diminuent, on recommande des injections d'une décoction de suie, ou d'une solution légère de créosote, de chlorure de soude, d'iode, etc. Ensuite on cautérise profondément toute la surface ulcérée pour détruire même la couche des tissus endurcis; on répète cette opération jusqu'à ce que toute l'ulcération soit couverte de bourgeons de bonne nature. On emploie le nitrate acide de mercure, la potasse caustique, l'or dissous dans l'eau régale, le beurre d'antimoine et même le fer rouge. Si l'ulcération est trop profonde et si tous ces moyens ne réussissent pas, l'opération est le seul qui reste à employer, mais toujours avec peu de chances de succès.

Les Ulcères Squirrheux ou Cancéreux proprement dits, ou Squire ulcéré.

Ils succèdent toujours au ramollissement des tumeurs encéphaloïdes ; ils présentent des excavations profondes dont les bords sont durs et squirrheux. Quelquefois ces ulcères sont larges, profonds et irréguliers ; leur fond est tapissé de végétations mollasses, rouges, livides, coupées à pic ou en forme de bourrelet. Leur surface est couverte d'une couche épaisse de putrilages grisâtres, verdâtres, brunâtres ou saigneux, et ils sont accompagnés d'un écoulement abondant séro-sanguinolent, rougeâtre, brun ou noir, d'une odeur *sui generis*. Les hémorrhagies se répètent souvent ; lorsque l'ulcère est profond, la malade ressent des engourdissements et des crampes dans les jambes, des douleurs déchirantes dans le bas-ventre, dans le bassin, dans les lombes et dans les cuisses. Les symptômes de ces affections ne sont pas toujours constants. A cet état, se joint la cachexie cancéreuse et la malade succombe souvent à des hémorrhagies répétées et copieuses, quelquefois foudroyantes. Cette maladie est toujours mortelle ; sa marche est souvent rapide ; quelquefois elle dure longtemps et amène le désordre dans les organes voisins, ainsi que dans l'économie générale.

Calmer les douleurs et amener le sommeil, est le premier bienfait que l'homme de l'art doit procurer au malade. Dans ce but, on emploie tous les opiacés et les narcotiques, soit à l'intérieur, soit par les moyens endermiques ou en injections, cataplasmes, tamponnements, etc. Je suis parvenu, dans quelques cas, à calmer des douleurs déchirantes par l'application locale et par les injections d'eau de laurier cérise avec la cyanure de potassium; et dans le cas d'hémorrhagie, j'ajoutais à cette solution le tanin pur. On calme les coliques et les tranchées utérines par l'esprit de mindérerus, donné de 6 à 10 gouttes dans de l'eau sucrée, ou par l'oxyphosphate de fer en pilules (10 cent. 2 fois par jour). On arrête l'hémorrhagie par des moyens styptiques, un repos absolu, les boissons et les aliments froids, la tisane de grande consoude, de ratanhia, etc., la limonade nitrique, sulfurique, le tanin, l'alun, l'eau de rabel et l'application extérieurement de l'eau à la glace, les injections de solution d'alun, de ratanhia, etc. Les tamponnements ainsi que les lavements d'eau froide, sont des moyens recommandés dans de pareils cas.

Le traitement curatif consiste en injections, cautérisations, amputation du col et ablation totale de l'utérus. Nous renvoyons nos lecteurs aux ouvrages écrits spécialement sur ce sujet.

Les moyens palliatifs ont pour but d'adoucir les derniers moments de la vie et de les rendre supportables, car notre noble mission ne se borne pas à guérir, mais à prolonger la vie et à rendre la mort moins cruelle dans des maladies incurables. Il faut adoucir autant que possible les souffrances et laisser la malade dans le doux espoir d'une guérison, quoique, dans le fait, elle n'ait plus rien à attendre de l'art de la médecine. Car : *melius est anceps remedium quam nullum.*

IVe PARTIE.

OBSERVATIONS PRATIQUES.

Observatio est filum ad quod dirigi debent medicorum ratrocinia.
Bagl.

Leucorrhée utéro-vaginale aiguë avec érosion du col de l'utérus, par suite d'abus du coït

En 1839, au mois de juillet, une fille âgée de 22 ans, d'un tempérament lymphatico-sanguin, vint me consulter pour un écoulement abondant, survenu depuis peu, par suite d'abus du coït. Elle se plaignait d'un malaise général, de céphalalgie, de coliques au bas-ventre, de pesanteurs sur le siége, d'envies fréquentes d'uriner et de cuissons aux parties.

L'examen au spéculum me fit apercevoir la membrane muqueuse des lèvres et du vagin, rouge, fortement tuméfiée, parsemée d'excoriations superficielles; le col utérin rouge offrait des excoriations granulées au pourtour de l'orifice du museau de tanche, et un écoulement glaireux s'échappait de cette ouverture.

Prescription. Le repos des organes malades, l'application de 12 sangsues près des vulves, un bain général chaque jour, des injections émollientes, des pilules opiacées-camphrées, des tisanes délayantes et un régime doux furent recommandés.

Après 8 jours de ce traitement, presque tous les symptômes inflammatoires disparurent. Des injections de vin furent ordonnées.

De 3 en 3 jours une insufflation de calomel sur le museau de tanche, secondée par les mêmes injections, ont eu pour résultat la guérison au bout de 30 jours de traitement. Malgré la bénignité de cet écoulement, son tempérament lymphatique m'a engagé à lui recommander de prendre des toniques et quelques bains de mer.

Leucorrhée utéro-vaginale aiguë, survenue à la suite d'onanisme, chez une fille chlorétique.

En 1841, au mois de mai, je fus appelé pour une fille âgée de 19 ans, d'un tempérament lymphatique, au service d'une dame. Cette fille se plaignait de douleurs d'estomac et de tête, de sifflements dans les oreilles, de palpitations et d'oppressions, de coliques au bas-ventre accompagnées de diarrhée; ses ordinaires étaient remplacés depuis 3 mois par un écoulement blanc abondant. Comme elle ne voulut consentir à aucun examen, je présumai que la leucorrhée, indépendamment de son état chlorétique, provenait ou d'un coït impur ou d'un onanisme fréquent. Cette dernière supposition fut celle qui me parut la plus vraisemblable, et je conseillai de la surveiller. J'ordonnai un bain général, des lavements de riz opiacés, des tisanes de riz avec la racine de grande consoude et des injections dans le vagin avec une décoction de mauve. 3 jours après, on m'annonça que mes soupçons étaient fondés ; la malade avait été surprise sur le fait. Sous l'influence du traitement prescrit, la diarrhée diminua ainsi que l'irritation des organes génitaux. Je prescrivis les pilules ferrugineuses combinées avec les toniques et les amers et la continuation des mêmes moyens. Le 4me jour, j'ordonnai les injections de vin ; au bout de 18 jours de traitement, la leucorrhée avait cessé et les règles avaient reparu en petite quantité et de peu de durée. J'ordonnai alors les pilules de proto-iodure de fer, la tisane amère ferrugineuse et le régime tonique. Au bout de peu de temps, la malade reprit ses couleurs naturelles et tous les symptômes chlorétiques disparurent. Deux mois après je la revis en bonne santé, je lui recommandai de continuer encore les pilules et la tisane.

Leucorrhée rhumatismale aiguë de l'utérus.

En 1843, au mois de mars, je fus consulté pour une fille âgée de 18 ans, d'un tempérament lymphatico-nerveux, qui était atteinte d'un rhumatisme articulaire aigu. Cette affection après avoir abandonné le genou, s'était transportée sur l'utérus. La malade accusait des douleurs insupportables au bas ventre qui était fortement ballonné; le moindre contact lui était très-sensible. Elle éprouvait des stranguries, les lèvres étaient gonflées et baignées d'un écoulement glaireux. A ces symptômes locaux se joignaient la fièvre, la céphalalgie, les vomissements, etc. Je proposai de rappeler le rhumatisme dans l'articulation primitivement atteinte, par le moyen de sinapismes, de fumigations irritantes sur le genou. Je recommandai aussi des frictions chaudes au bas-ventre avec le liniment opiaco-camphré belladonisé, la tisane de douce amère ainsi que la poudre de Dower (50 centigr. dans une infusion sudorifique, 2 fois par jour en augmentant graduellement la dose). Sous l'influence de ces médications, le rhumatisme disparut comme par enchantement dans l'espace de 2 jours, après avoir reparu dans son siége primitif; la continuation de la poudre de Dower a amené la guérison du rhumatisme articulaire.

Leucorrhée chez une fille chlorétique, traitée pour un anévrisme au cœur.

Une fille âgée de 24 ans, d'un tempérament lymphatique, confiée aux soins d'un officier de santé, fut traitée comme ayant un anévrisme au cœur; de là des saignées générales, des applications de sangsues à l'anus, le sirop de digitale, le régime lacté, etc. La malade appauvrie déjà par son état chlorétique et plus encore par les émissions sanguines et le régime débilitant, vint me consulter. Elle se plaignit de douleurs de tête, de sifflements dans les oreilles, de douleurs d'estomac, de toux sèche, de palpitations, de suffocations, de faiblesse générale; un écoulement blanc avait remplacé ses menstrues. Vu son état chlorétique, je lui ordonnai les pilules ferrugineuses de Vallet, le vin tonique ferrugineux, la tisane de même, le régime tonique, la viande rôtie, l'habitation de la campagne. Sous l'influence de ce traitement, 8 jours après, une amélioration notable survint, et au bout de 40 jours tous les symptômes de la prétendue maladie du cœur avaient disparu. Je recommandai de continuer le traitement pendant quelque temps.

Combien de cas analogues j'ai eu l'occasion de constater, qui avaient été traités pour des émissions sanguines! On peu dire ici : *Tot capita, tot sensus.*

La chlorose est très-fréquente dans les contrées méridionales.

Leucorrhée, Aménorrhée, Tumeur dans le rectum, Fistule sacrale. Phthisie pulmonaire simulée.

En 1840, au mois de juin, on me consulta pour une fille âgée de 17 ans, d'une constitution délicate, d'un tempérament nervoso-lymphatique, atteinte d'une prétendue phthisie pulmonaire, gardant le lit depuis 6 mois. Elle se plaignait de chaleurs dans les poumons, d'une toux convulsive, d'une oppression : une sueur abondante et la constipation accompagnaient cet état, à tel point que tous les purgatifs, même les plus violents drastiques, ne produisaient aucun effet; seulement chaque 8 à 10 jours elle venait abondamment à la selle avec des souffrances atroces. Ses époques étaient supprimées et remplacées par un écoulement blanc et jaunâtre. Je supposai que la cause principale de ces désordres était dans le rectum. Je procédai donc à l'examen de l'anus ; je rencontrai une tumeur molle à l'intérieur, et, par la pression du doigt, je vis au moyen du spéculum, échapper par le trajet fistuleux, placé entre le coxis et le sacrum, une matière jaunâtre ; j'ouvris cette tumeur avec la pointe d'un bistouri et je fis sortir plus d'un demi-verre de pus. Je prescrivis ensuite un demi-lavement de mauve, un looch blanc cyanuré à prendre par cueillerées et des bouillons. La malade passa une bonne nuit. L'introduction du doigt dans le rectum était devenue facile ; par la pression il en sortit encore un peu de pus. L'introduction d'une charpie dans l'anus induite de cérat, d'injections dans le trajet fistuleux, d'une infusion de noyer avec addition de quelques gouttes de teinture d'iode furent prescrites ; des bouillons, des soupes et quelques légumes furent permis. Le 3me jour, la malade vint à la selle sans difficulté ni douleur. Les pilules de proto-iodure de fer associées à du quinquina, à petite dose, la tisane de racine d'aunée et les frictions avec la pommade stibiée sur les cuisses furent recommandées. 8 jours après, la toux avait presque cessé, les selles étaient redevenues libres et le sommeil calme ; au bout de 17 jours, les époques reparurent sans douleur et durèrent deux jours en petite quantité.

Les aliments analeptiques, nourrissants, les promenades lentes en voiture pour prendre l'air dont la malade était privée depuis plus de 6 mois, furent recommandés ; le trajet fistuleux ne rendit presque plus rien, l'anus était libre et la malade commença à reprendre ses forces. Je la confiai aux soins de son médecin ordinaire et 3 mois plus tard le rétablissement était complet.

Leucorrhée utérine chronique.

Une femme âgée de 32 ans, d'un tempérament lymphatico-nerveux, atteinte d'une leucorrhée utéro-vaginale chronique, ayant eu cinq avortements consécutifs, me consulta en 1842. L'examen au spéculum me fit voir la pâleur de l'utérus, un écoulement jaunâtre sortant de l'orifice du museau de tanche en petite quantité et la muqueuse vaginale d'une couleur flave, baignée par un mucus jaunâtre. Vu son état d'anhémie, je lui ordonnai le seigle ergoté. Quinze jours après, l'écoulement étant presque nul, je prescrivis le sirop de quinquina, de gentiane et d'écorce d'oranger avec le proto-iodure de fer, la tisane de racine d'aunée, les injections vineuses dans le vagin, le régime tonique, l'habitation de la campagne, et un mois après, je lui recommandai les bains de mer. Trois mois plus tard elle devint enceinte, et à l'époque habituelle de ses avortements elle ressentit des douleurs aux reins, des coliques au bas ventre, du froid dans le dos, des envies fréquentes d'uriner, etc. Un repos absolu, une position horizontale, une émulsion huileuse avec de l'extrait de jusquiame, empêchèrent l'avortement ; elle accoucha à terme d'un enfant chétif, mais le changement d'air et une bonne nourrice fortifièrent sa faible constitution.

Dans plusieurs cas analogues, j'ai obtenu d'heureux succès par l'emploi du proto-iodure de fer uni aux toniques et aidé par les bains de mer, surtout chez les femmes d'un tempérament lymphatique.

Leucorrhée utéro-vaginale chronique, engorgement de l'utérus avec une ulcération du col, occasionnés par les fausses couches, et entretenus par l'abus des rapports sexuels.

En 1842, je fus appelé auprès d'une femme âgée de 26 ans, d'un tempérament sanguino-nerveux, mariée depuis 5 ans, pour lui donner mes soins dans sa 3me fausse couche occasionnée par un voyage.

Après son rétablissement, elle me pria de lui donner mes conseils. Elle accusait des douleurs aux reins et des coliques, quelques gouttes de sang après le coït, une perte en blanc depuis sa première fausse couche, des coliques pendant ses menstrues qui l'obligeaient à garder le lit. La répugnance qu'elle témoigna pour l'examen des organes génitaux et le peu de temps qu'elle devait rester dans ces contrées, me permirent seulement de lui donner quelques avis. Je recommandai à son médecin ordinaire, de s'assurer, par un examen attentif, de l'état des organes, avant de commencer le traitement que j'avais indiqué. Son médecin trouvant mon opinion exagérée, lui dit que son indisposition était commune à presque toutes les femmes et qu'il avait guéri plus de 200 femmes par les bains de mer. Soumise à ses ordres, la malade en prit trois seulement et fut obligée de discontinuer par suite d'une excitation générale et d'une aggravation de son état; le temps ne m'ayant pas permis d'entreprendre le traitement de cette femme, je ne l'ai plus revue.

Je n'ai encore vu nulle part qu'un auteur ait écrit, que

des femmes leucorrhéiques, avec des antécédents semblables et des symptômes si évidents de lésion organique, aient été guéries par les bains de mer. Ces bains peuvent aider chez les tempéraments moux, lymphatiques, scrophuleux, mais seuls ils ne peuvent opérer la guérison.

Leucorrhée utéro-vaginale chronique, ulcération granulée du col de l'utérus, prise pour cancéreuse et inflammation accidentelle de cet organe.

En 1839, au mois de mars, je me suis trouvé avec un de mes confrères près d'une femme âgée de 32 ans, d'un tempérament nervoso-sanguin, mère d'un enfant, atteinte de douleurs continuelles au bas ventre et dans le bassin, éprouvant des envies fréquentes d'uriner et de venir à la selle, atteinte de céphalalgie, de maux de gorge, d'un écoulement jaunâtre, verdâtre et abondant du vagin. Cette femme souffrait depuis plusieurs années de douleurs au bas ventre. La leucorrhée datait de son accouchement. Les médecins avaient considéré jusqu'alors cette affection comme hystérique, sans jamais se douter qu'il y avait des lésions organiques.

L'examen au spéculum nous fit découvrir une ulcération granulée sur le col de l'utérus, se propageant jusque dans la cavité, avec inflammation et engorgement de cet organe. En outre la membrane muqueuse du vagin était rouge, fortement congestionnée, boursoufflée, les lèvres étaient également tuméfiées. L'opinion de mon confrère était défavorable à la malade, car il prétendait voir une ulcération cancéreuse de l'utérus et il proposa des saignées de 180 gr., chaque 8 jours des applications de sangsues répétées sur les cuisses, des cautérisations avec le fer rouge, etc., et que si ces moyens étaient sans succès, il n'y avait plus qu'à avoir recours à l'opération. J'entrepris la malade en lui assurant la guérison par des moyens plus doux; je calmai ainsi son esprit tourmenté par l'idée de l'opération. J'ordonnai 8 sangsues sur chaque côté des lèvres, des cataplasmes fortement laudanisés sur le bas ventre et dans le vagin, et des lavements calmants ; je prescrivis en outre un purgatif huilé (vu la constipation), qui amena l'amendement de tous les symptômes inflammatoires ; j'ordonnai encore des injections calmantes dans le vagin, des bains généraux, des bouillons de veau et des crêmes. Dix jours après, les douleurs ayant disparu, je pratiquai la cautérisation du col de l'utérus avec le nitrate acide de mercure pour une colonne d'eau, et je fis l'application de charpie sèche. Quatre jours après, nouvelle cautérisation avec le nitrate acide ; rien n'étant survenu, j'ordonnai la tisane de saponnaire avec 15 à 20 centigr. d'iodure de potassium, 3 fois par jour, édulcorée avec le sirop de salsepareille, à cause des ulcérations du gosier, parce que cette préparation m'a paru utile dans plusieurs cas d'engorgement de l'utérus; des injections d'eau blanche, des frictions mercurielles camphrées sur le bas ventre et les cuisses furent ordonnées.

Le 36me jour du traitement, l'ulcération étant dans un état de réparation, je pratiquai les insufflations de calomel et les injections de vin. Six cautérisations et quelques insufflations de calomel aidées par des injections de vin, ont amené la guérison définitive, après 2 mois de traitement. Je recommandai le séjour de la campagne pour réparer l'état général. Quatre mois après, je la vis, la guérison ne s'était par démentie.

Les médecins prennent souvent les ulcérations simples de l'utérus pour cancéreuses. C'est ainsi que par un traitement mal dirigé, ils aggravent la position des malades et enfin les abandonnent après les avoir réduits à un état désespéré.

Leucorrhée chronique, engorgement du col utérin avec ulcération de nature scrophuleuse, accompagnés d'hémorrhagies fréquentes.

En 1839, au mois de février, je fus appelé auprès d'une fille âgée de 41 ans, d'un tempérament lymphatique, malade depuis 3 ans, abandonnée par l'art comme atteinte d'une affection cancéreuse. En arrivant, je la trouvai dans l'état suivant : suffocation menaçant la vie, peau chaude, pouls plein, fébrile, toux convulsive, sèche, avec céphalalgie, vomissements, etc. Je demandai si l'on avait exploré les organes génitaux, la réponse fut négative et quant au traitement on s'était borné à calmer l'hémorrhagie par des astringents, des injections et des applications froides sur le bas ventre; celle-ci s'arrêtait mais elle reparaissait après une marche ou un voyage. Au toucher, je reconnus un engorgement du col de l'utérus, avec une ulcération indolente, à bords frangés, ramollis, à base dure. Je présumai une ulcération scrophuleuse. L'écoulement était fétide, très-abondant, corrodant les lèvres ainsi que les parties supérieures des cuisses. On me dit que la malade avait des dartres près des parties génitales et que depuis qu'on les avait fait disparaître, elle se trouvait suffoquée.

Je m'occupai alors à combattre la suffocation, et à rappeler l'affection herpétique dans son siége primitif.

Prescription : Saignée de 260 grammes, sinapismes sur le lieu occupé par les dartres, les promener tout le long des cuisses, solution cyanurée à prendre par gouttes sur un morceau de sucre chaque $^1/_4$ d'heure, lait d'amandes douces pour boisson ordinaire, repos absolu et diète. Le lendemain il y avait un mieux sensible, la malade avait reposé pendant deux heures, la suffocation avait diminué. Un vésicatoire au bras, des frictions de pommade stibiée sur les cuisses furent ordonnées, le lait d'amandes et la solution cyanurée continués. Le 3me jour, tous les symptômes alarmants avaient considérablement diminué, la toux et la suffocation étaient presque nulles, l'affection herpétique reparut aux cuisses et la malade demanda à manger; des bouillons de veau lui furent permis. Je prescrivis une solution de cyanure de 2 heures en 2 heures et la continuation du lait. Quatre jours après, je procédai à l'examen au spéculum; je vis ce que le toucher m'avait fait connaître. Je pratiquai alors une cautérisation profonde avec le nitrate acide de mercure suivie de l'application d'un tampon de charpie sèche; je prescrivis en outre le sirop anti-scorbutique avec l'iodure de potassium. Trois jours après, je trouvai les bords de l'ulcère saignants; nouvelle cautérisation; après la 6me cautérisation, l'ulcération se couvrit de granulations de bonne nature et je pratiquai alors les cautérisations avec la solution d'or de M. Récamier. Douze cautérisations, les injections vineuses avec des feuilles de noyer, l'iodure de potassium dans le sirop, la tisane de douce amère et de noyer long-temps continuées, les frictions avec la pommade d'hydroiodate de potasse et d'extrait de ciguë, sur la base endurcie de l'ulcère et sur le bas ventre, ont amené la guérison au bout de 6 mois. A la fin j'ordonnai les bains de mer; la malade fut complètement rétablie. Elle jouit aujourd'hui d'une parfaite santé et a repris son embonpoint

Je me suis toujours bien trouvé de l'emploi d'une solution d'or pour cautériser les ulcères scrophuleux, lorsque leurs bords sont détruits par le caustique plus actif.

Engorgement chronique de l'utérus, inflammation du col, ulcération sur le museau de tanche, accompagnés d'un écoulement rougeâtre.

En 1842, au mois d'octobre, je fus appelé par une femme âgée de 23 ans, d'un tempérament sanguino-nerveux. Elle accusait des douleurs dans le bassin, aux reins et au bas ventre. Ces douleurs étaient augmentées depuis la cautérisation du col de l'utérus; un écoulement rougeâtre, attribué à cette cautérisation, les accompagnait; la malade éprouvait en outre des tiraillements d'estomac, des nausées, des céphalalgies, des envies fréquentes d'uriner, un ballonement du ventre, un engourdissement des jambes, et quelques symptômes hystériques, particulièrement à l'approche des règles qui étaient en petite quantité.

L'examen au spéculum montra un engorgement de l'utérus, un gonflement inflammatoire du col et une ulcération siégeant sur la lèvre postérieure du museau de tanche qui saignait au moindre contact.

Prescription : Lavements émollients, bains généraux, 12 sangsues sur le col, cataplasmes laudanisés sur le bas ventre, potion calmante pour le soir ; le lendemain les douleurs diminuèrent considérablement.

Les injections et un purgatif huilé furent ordonnés. Ensuite, tous les 4 jours, un bain général. 8 jours plus tard, à l'époque des règles, les douleurs reparurent. Nouvelle application de sangsues (8) au col de la matrice. Quelques vomissements cédèrent à une potion anti-spasmodique. Le lendemain apparition des menstrues. Après leur cessation, les cataplasmes, les injections, les bains, furent continués. Quelques jours après, la matrice diminua de volume et était peu sensible au toucher. Au bout de 28 jours de repos et de régime doux, les douleurs aux reins et au bas ventre avaient complètement disparu. La matrice était insensible au contact et conservait seulement l'engorgement chronique indolent. Je prescrivis alors les pilules fondantes, les frictions sur le bas ventre et sur les cuisses avec la pommade d'hydroiodate de potasse et l'extrait de ciguë, la tisane de racine d'aunée avec 10 centigr. d'iodure de potassium édulcorée avec le sirop d'écorce d'oranger 3 fois par jour. Je pratiquai en outre une légère cautérisation du col avec le nitrate d'argent suivie d'injections de morelle avec eau de laurier cérise.

Quatre cautérisations et quelques insufflations de calomel avec le précipitérouge et lesucre, aidées par des injections opiacées légèrement alunées, ont amené la cicatrisation de l'ulcère au bout de 42 jours. Je recommandai à la malade d'habiter la campagne, de suivre un régime doux, de porter des caleçons de flanelle, l'abstinence du coït et la continuation de la tisane. Au bout de 3 mois, la guérison était complète.

Souvent la cautérisation mal appliquée est très-nuisible. Il faut d'abord combattre l'inflammation et employer ensuite la cautérisation. En procédant tout d'abord à la cautérisation, on augmente l'inflammation et la simple érosion se transforme en ulcère grave.

Blennorrhagie utéro-vaginale chronique, ulcération granulée du museau de tanche, se propageant dans la cavité de l'utérus. Blépharite glanduleuse chronique.

En 1840, au mois de novembre, on m'adressa une femme âgée de 38 ans, d'une constitution forte, d'un tempérament sanguin, mère d'un enfant. Elle se plaignait du mal de gorge, de douleurs d'estomac, de douleurs aux reins, de coliques au bas ventre, de cuissons dans les parties surtout après une émission d'urine, accompagnées d'un écoulement souvent verdâtre, jaunâtre, etc. Mais ce qui l'inquiétait le plus, c'est qu'elle avait les yeux toujours pleins de matières purulentes. Elle m'avoua que son mari avait eu plusieurs écoulements blennorrhagiques.

Prescription : Une saignée de 360 gr., un bain général, une bouteille d'eau de sedlitz et les injections émollientes. Deux jours après, l'examen au spéculum montra une ulcération granulée au museau de tanche, se propageant dans la cavité de l'utérus, ainsi qu'un engorgement des follicules muquées du museau de tanche avec la rougeur et la tuméfaction du col. La membrane muqueuse du vagin était rouge et granulée par l'inflammation des follicules, des érosions sur les grandes lèvres et sur les nymphes, occasionnées par un écoulement corrodant. Elle avait eu plusieurs recrudescences d'acuité blennorrhagique.

Prescription: Cautérisation du col et de toute la surface de la membrane muqueuse du vagin, avec le nitrate d'argent, suivie de l'introduction d'un tampon de charpie sèche; pilules opiaco-camphrées. Cette cautérisation ayant produit des coliques et des douleurs passagères, j'ordonnai un bain général, des injections calmantes et un lavement émollient. Le quatrième jour, je pratiquai une nouvelle cautérisation dans la cavité même de l'utérus et une application de charpie trempée dans une solution d'opium, suivie d'injections calmantes. Après la 4me cautérisation et les injections avec l'eau blanche, l'ulcération fut dans l'état de réparation et l'écoulement diminua considérablement.

Six cautérisations et quelques insufflations de calomel suivies d'injections d'acétate de plomb, ont conduit à la guérison après 2 mois et demi de traitement. Quant à la blépharite glanduleuse, elle a cédé au bout de 25 jours.

à l'emploi de la pommade au nitrate d'argent, de la cautérisation superficielle avec le même sel et des révulsifs à la nuque.

Blennorrhagie chronique, bronchite, ulcérations superficielles du gosier, spasmes hystériques.

En 1840, au mois de juillet, on me pria de consulter une fille âgée de 21 ans, d'un tempérament lymphatico-nerveux. Elle se plaignait d'une migraine, d'un mal de gorge, d'une toux avec expectoration abondante et purulente, de douleurs et de tiraillements dans l'estomac, de coliques au bas ventre et d'une perte en blanc. Elle était en outre souvent fatiguée par l'insomnie, les spasmes hystériques, et tous ces désordres étaient la suite de cette perte en blanc qui datait déjà de 4 ans. On consulta plusieurs médecins notables. Les uns prétendaient que les taches herpétiques aux aisselles ayant disparu, s'étaient portées sur la muqueuse génitale et recommandaient les antidartreux, les eaux sulfureuses, etc. D'autres voyaient une affection des poumons, partagée par l'utérus sympathiquement et ordonnaient la flanelle, les cautères, le lait d'ânesse, etc. Je soupçonnai qu'un écoulement virulent, négligé, résultat d'un coït impur, avait amené ce désordre général. Je ne proposai pas l'examen des organes génitaux, certain qu'il me serait refusé; je me bornai à prescrire le traitement suivant, mais pour que personne ne sut ma manière de voir sur cette affection, je fis préparer sous mes yeux les médicaments et je les envoyai.

Prescription : Le sirop de salsepareille avec addition de sublimé (sur 500 gr. 30 centig.) à prendre une cueillerée matin et soir, et après chaque prise, boire un verre de tisane de houblon avec addition de l'iodure de potassium (10 à 20 centig.) édulcorée avec le sirop de gentiane. Injections dans le vagin avec une décoction de morelle; des bains généraux et lorsque la douleur au bas ventre cesserait, l'emploi des injections de morelle avec addition d'une solution de sublimé ; en outre la solution cyanurée à prendre par 8 ou 10 gouttes sur des morceaux de sucre 4 à 5 fois par jour. Vingt jours après, on m'écrivit qu'elle allait beaucoup mieux, que la toux avait presque cessé, que l'écoulement avait diminué et que la malade reposait bien. On me pria de faire préparer des médicaments s'il le fallait. Je supprimai seulement les injections de sublimé et je les remplaçai par le vin rouge. Deux mois après, la malade fut entièrement rétablie. Le traitement a duré plus de 3 mois.

Blennorrhagie utéro-vaginale chronique.
Ulcération granulée du col de l'utérus. Ulcération du gosier, accompagnée d'un crachement de sang et considérée comme hémoptysie.
Tubercules plats à l'anus.

En 1843, au mois de juin, je fus appelé auprès d'une femme âgée de 34 ans, d'un tempérament bilioso-nerveux, qui était traitée comme atteinte de phthisie pulmonaire. Elle éprouvait souvent des maux de gorge, des picotements avec toux, accompagnés d'une expectoration de matières purulentes, mêlées de stries de sang, surtout aux approches des époques. Elle souffrait au bas ventre et avait une perte en blanc très-abondante, qui avait occasionné plusieurs fois à son mari un écoulement. L'examen au spéculum me fit apercevoir une ulcération granuleuse sur le col de l'utérus et filant dans le museau de tanche avec engorgement de ses follicules muqueuses, sécrétant une matière glaireuse, opaque, tenace semblable au blanc d'œuf.

La muqueuse du vagin rouge était fortement congestionnée; des excoriations sur les grandes lèvres se firent voir, et surtout j'apercus une cicatrice rouge et foncée, qui me fit présumer le siége primitif du chancre dont elle était affectée. En outre des tubercules plats siégeaient au pourtour de l'anus. L'examen du gosier me fit voir de petites ulcérations assez profondes, d'un fond grisâtre, sur le pli des amygdales et sur la muqueuse de l'arrière gorge.

Je présumai que le crachement de sang était alimenté par la congestion mensuelle et provenait des ulcérations du gosier : car j'ai vu quelques cas d'hémorrhagie simulant l'hémoptysie qui étaient guéris par le traitement mercuriel.

J'ordonnai le sirop de salsepareille avec addition de sublimé et d'opium, la tisane sudorifique avec iodure de potassium après chaque prise de sirop; le looch cyanuré pour la nuit, des gargarismes d'eau de laitue avec la cyanure de mercure, le régime doux. Je pratiquai la cautérisation du col de l'utérus avec le nitrate acide de mercure. Le lendemain, des injections d'eau blanche dans le vagin, furent prescrites. Quelques jours après, je recommandai les frictions mercurielles camphrées avec addition d'extrait de ciguë, sur les parties latérales du cou, et le pansement des tubercules avec le calomel et une solution de chlorure oxide de sodium. Dix jours après, je supprimai les frictions craignant la salivation.

Sous l'influence de ce traitement, tous les symptômes de cette prétendue phthisie ont disparu et la malade a recouvré complètement sa santé. Six cautérisations, quelques insufflations de calomel et les injections d'acétate de plomb ont amené la cicatrisation de l'ulcère et la cessation de l'écoulement au bout de 2 mois. Mais le traitement général a duré trois mois.

Blennorrhagie utéro-vaginale chronique.
Ulcération granulée du col de l'utérus. Calculs biliaires. 8 mois après, la mort subite s'ensuivit par suite d'une attaque d'apoplexie.

En 1840, le 17 septembre, une fille âgée de 38 ans, d'un tempérament lymphatico-bilieux, vint me consulter pour un écoulement qui datait de 5 ans. Elle se plaignait de maux de tête continuels et elle avait des vomissements fréquents d'une matière verdâtre et amère. Elle éprouvait des douleurs d'estomac; des spasmes et des convulsions se joignirent à cet état; ses ordinaires étaient trop abondants; paraissant toujours quatre ou cinq jours d'avance, elle avait la vue trouble à tel point, qu'elle voyait les objets doubles.

L'examen au spéculum me fit apercevoir une ulcération granulée sur la lèvre postérieure du col de l'utérus, s'acheminant dans la cavité, ainsi qu'un écoulement abondant et jaunâtre, venant de l'orifice du museau de tanche. Le vagin était peu coloré ; les yeux n'offraient rien de remarquable ; sur les amygdales et sur la muqueuse du gosier, on apercevait de petites ulcérations à fond grisâtre assez profondes.

Prescription : Cautérisation du col avec le nitrate acide de mercure, injections avec une décoction de noix de galles. Iodure de potassium 15 à 20 centigr. 3 fois par jour dans la tisane de houblon avec l'addition d'une cueillerée de sirop de gentiane. Quatre cautérisations, plusieurs insufflations de calomel et les injections ont amené la cicatrisation de l'ulcération au bout de 50 jours. Mais l'écoulement de l'utérus a persisté. Alors je pratiquai deux injections avec l'azotate d'argent cristallisé dans la cavité de l'utérus, d'après le procédé de M. Ricord, à 6 jours d'intervalle. A la suite de ces opérations, l'écoulement a disparu, la vue s'améliora et la céphalalgie devint presque insensible ; j'ordonnai des injections vineuses et des pilules fondantes à cause de l'affection bilieuse apparente. Après trois mois de traitement, son état fut tout-à-fait satisfaisant, sauf quelques légers vomissements le matin.

Une chose à remarquer, c'est qu'après les injections dans la cavité de l'utérus, la céphalalgie ainsi que les spasmes hystériques ont cessé et la vue est presque entièrement revenue à son état normal.

Huit mois après, cette malade m'a prié de faire cesser les vomissements qui étaient devenus très-fréquents. Ne pouvant pas me rendre à son invitation, je priai un de mes confrères de me remplacer. A mon retour, le lendemain au soir, cette fille avait succombé à une mort subite.

L'autopsie cadavérique a confirmé nos présomptions, savoir : que la mort avait été causée par l'apoplexie. Nous avons trouvé les membranes du cerveau et le cerveau lui-même fortement congestionnés. En outre, l'extravasion du sang dans le lobe gauche du poumon, l'engorgement du foie et 8 calculs dans le vessicule biliaire de la grosseur de petits pois. L'utérus n'a présenté aucune lésion.

J'ai assisté à une autopsie, à l'hôpital de Lourcine, desservi par M. Huguier, d'une fille chlorétique, maigre, qui a succombé à une mort subite, causée par une apoplexie. Quoique la malade n'eût pas de symptômes apparents d'apoplexie, cependant l'autopsie a démontré la réalité du fait.

Blennorrhagie utéro-vaginale chronique. Ulcération granulée du col de l'utérus. Chancre sur l'anneau vulvaire, nouvellement contracté.

En 1843, au mois de juin, j'ai traité une fille âgée de 23 ans, d'un tempérament lymphatique, habitant le faubourg St.-Germain, qui me fut adressée pendant mon séjour à Paris. Elle accusait des douleurs aux reins et au bas ventre, des cuissons aux parties et elle était atteinte d'un écoulement abondant.

L'examen au spéculum montra un chancre siégeant sur l'anneau vulvaire, une ulcération granulée sur le col de l'utérus, la membrane muqueuse du vagin rouge, tuméfiée, parsemée de papules muqueuses. Le gosier présentait quelques ulcérations superficielles et jaunâtres sur la muqueuse légèrement injectée.

J'ai pratiqué une cautérisation avec le nitrate d'argent sur l'ulcération granulée ainsi que sur le chancre. Des injections dans le vagin et le pansement du chancre avec le cérat opiacé furent ordonnés.

Le lendemain, nouvelle cautérisation du chancre et les injections dans le vagin avec de l'eau blanche. J'ordonnai de plus des pilules de proto-iodure de mercure avec la tisane sudorifique. Cinq cautérisations du col de l'utérus, les injections dans le vagin avec l'acétate de plomb et quatre insufflations de calomel ont amené la cessation de l'écoulement, ainsi que la cicatrisation de l'ulcère granulé du col, au bout de 8 semaines. Quant au chancre, il était cicatrisé au bout de 10 jours par la cautérisation et le pansement avec le cérat opiacé au calomel. Le traitement mercuriel a duré 50 jours.

Blennorrhagie génito-urétrale chronique avec une ulcération granulée du col. Chancre sur la vulve, nouvelle infection.

En 1841, au mois de mars, une fille âgée de 20 ans, d'un tempérament nervoso-bilieux, me consulta sur un écoulement blennorrhagique qui datait de 3 ans; elle avait subi plusieurs traitements mercuriels, sans aucun résultat favorable. Elle se plaignait d'un mal de gorge, de tiraillements d'estomac, de douleurs aux reins et aux cuisses, de cuissons dans le canal de l'urètre après avoir uriné; ses époques étaient irrégulières, abondantes et duraient 8 à 9 jours. L'examen au spéculum montra une ulcération large, granulée sur le museau de tanche, s'acheminant dans la cavité de l'utérus. Le col était rouge et tuméfié. La muqueuse du vagin était rouge, parsemée de papules muqueuses et enflammées; en outre, un écoulement de matière jaunâtre, verdâtre, du canal de l'urètre, se fit apercevoir. A ma demande, elle avoua qu'elle avait eu une fausse couche, et que depuis lors, sa santé était dérangée.

PRESCRIPTION: Cautérisation du col ainsi que de toute la surface muqueuse du vagin avec le nitrate d'argent, suivie d'un tamponnement de charpie sèche et pilules opiaco-camphrées pour la nuit. Le lendemain, nouvelle cautérisation, tamponnement de charpie, injections d'acétate de plomb. La malade se plaignant de cuissons dans le vagin et de douleurs dans le bassin qui se propageaient aux lombes, un bain général, des injections avec une infusion de morelle et de belladone furent ordonnés.

Le 5me jour, je vis l'ulcération dans l'état de réparation, la muqueuse du vagin rouge et la diminution de l'écoulement. Je pratiquai une nouvelle cautérisation du col avec le nitrate acide de mercure. Une bouteille d'eau de sedlitz le matin et les injections d'acétate de plomb furent ordonnées. Quatre jours après, je prescrivis les pilules balsamiques pour l'écoulement de l'urètre et des injections dans le même canal avec l'eau de rose, le sulfate de zinc et l'acétate de plomb.

Six cautérisations de l'ulcère du col suivies d'injections d'acétate de plomb, ont amené sa cicatrisation ; en outre, des insufflations de calomel avec le précipité rouge et le sucre dans le gosier, aidées par des gargarismes astringents, ont eu pour résultat définitif une entière guérison au bout de 56 jours.

Six mois après, la malade est venue me consulter pour un chancre sur la vulve qui avait paru depuis 4 jours. Une cautérisation profonde avec le nitrate d'argent, le pansement avec la pommade au calomel et le traitement général ont amené la guérison dans 12 jours, mais elle a continué le traitement pendant un mois. Quoique l'affection fût détruite sur place par la cautérisation, je jugeai convenable de faire subir un traitement pour prevenir l'infection générale.

Chancre, blennorrhagie utéro-vaginale chronique. Ulcération granulée du col de l'utérus. Tubercules ulcérés sur les lèvres et la marge de l'anus.

En 1842, je fus appelé par une femme âgée de 36 ans, d'un tempérament sanguino-lymphatique, mère d'un enfant, mariée en secondes noces depuis 3 mois. Elle se plaignait de douleurs aux parties génitales, d'un gonflement des lèvres qui l'empêchait de marcher et d'une perte en blanc abondante. L'examen au spéculum montra un chancre assez profond, siégeant sur l'anneau vulvaire. Sur la face interne de la lèvre gauche qui était fortement enflammée, on apercevait des plaques de tubercules muqueux; la membrane du vagin était boursoufflée, rouge, parsemée de follicules muqueux enflammés. On voyait encore une ulcération du col de l'utérus et une matière glaireuse et transparente s'échappant du museau de tanche, et des tubercules muqueux non ulcérés à l'anus. Huit ans auparavant, elle avait eu une perte en blanc que son premier mari lui avait communiquée.

Son second mari avait eu une blennorrhagie très-opiniâtre qui lui avait laissé un suintement et un picotement dans le canal de l'urètre. Il subit un traitement mercuriel d'un mois et prit des bains de sublimé pour faire disparaître les boutons qu'il avait sur le corps. Rassuré sur sa guérison, il se maria.

L'examen me dévoila des taches cuivrées près des parties génitales, des tubercules muqueux à l'anus, des indurations à l'entrée du canal de l'urètre.

Prescription pour la femme : 12 sangsues près de la lèvre enflammée; cataplasmes émollients; pansement du chancre avec le cérat opiacé; bains généraux; pilules calmantes, pansement des tubercules avec le calomel et le chlorure oxide de sodium. Quatre jours après, le gonflement des lèvres ainsi que la douleur du chancre étaient presque insensibles. La cautérisation du chancre avec le nitrate d'argent, les pilules de proto-iodure de mercure et la tisane sudorifique furent ordonnées. Quant à l'ulcération granulée du col, six cautérisations avec le nitrate acide de mercure et quelques insufflations de calomel l'ont fait disparaître au bout de trois mois; l'affection syphilitique fut guérie en deux mois. Les injections de vin avec l'eau de rose ont aidé puissamment à tarir l'écoulement qui datait de 8 ans.

Quoique le chancre dont le mari était affecté, ne fût pas visible, il n'est pas moins vrai qu'il l'avait induré dans le canal de l'urètre et c'est pour cela qu'il échappait à l'œil du médecin.

Chancre, bubon consécutif, ulcération syphilitique dans la gorge.

En 1839, au mois de mars, on me pria de voir une femme âgée de 19 ans, d'un tempérament sanguino-nerveux, mariée depuis un mois, atteinte d'une affection syphilitique.

Son mari âgé de 36 ans, avait eu un chancre à la verge et un bubon; il fut traité par un pharmacien, comme c'est habituel, sans avoir subi aucun traitement interne. Le chancre fut cicatrisé au moyen de pommades et le bubon fut ouvert par le moyen des pierres caustiques. Le malade effrayé d'un trou énorme dans le pli de l'aine, que la pierre à cautère avait produit, vint me consulter. Au bout de 32 jours, sous l'influence d'un traitement général et local, le bubon fut cicatrisé. Quatre mois après, il vint me consulter pour sa femme, atteinte d'un écoulement âcre et corrodant, d'un chancre assez profond et d'un bubon au côté droit qui avait paru depuis 3 jours; des ulcérations syphilitiques occupaient presque toute l'arrière gorge et les amygdales.

Prescription : 25 sangsues sur le bubon et cataplasmes après leur chute; la cautérisation du chancre et le pansement avec le cérat opiacé ; des gargarismes de décoction de morelle et de ciguë avec une addition de sublimé ; des pilules de proto-iodure de mercure, des tisanes sudorifiques, le repos et la diète furent ordonnés. Le lendemain, nouvelle application de sangsues, cautérisations du chancre et des ulcères sur les amygdales. Huit jours après le bubon devint indolent; alors j'ordonnai les frictions mercurielles (deux fois par jour) sur le bubon, l'application de cataplasmes pour la nuit et des emplâtres de Vigo avec la ciguë pour le jour. Le 15me jour la salivation s'annonça. Je suspendis le traitement; les purgatifs salins, les gargarismes chloro-hydriques, la limonade nitrique furent ordonnés. Huit jours après, la malade reprit le traitement, le chancre fut cicatrisé, le bubon passa à l'état de résolution, et les ulcérations de la gorge se trouvaient presque guéries après 30 jours de traitement ; j'ordonnai de continuer les pilules et les gargarismes. Cinq jours après, la malade partit. Deux ans plus tard, je la rencontrai; j'examinai à la hâte le gosier ; il présentait encore des ulcérations assez profondes sur les amygdales. Je l'engageai alors à reprendre le traitement, elle n'en fit rien. En 1841, je la revis de nouveau, ayant la figure bourgeonnée à tel point qu'elle n'était plus connaissable. Cette observation prouve que sous l'influence d'un climat chaud, les affections syphilitiques s'habituent avec l'économie et qu'elles restent longtemps sans faire de ravage apparent. On voit le contraire dans le Nord.

Ulcération de la gorge de nature suspecte.

En 1839, au mois d'avril, je fus consulté pour une femme âgée de 38 ans, d'un tempérament lymphatico-sanguin, mère d'un enfant, atteinte d'une ulcération à la gorge de nature suspecte. Elle avait été traitée infructueusement par tous les moyens réputés anti-syphilitiques. L'examen du gosier montra une ulcération profonde siégeant sur l'arrière gorge, à bords durs et irréguliers. L'amygdale droite, le pilier antérieur et la luette étaient presque détruits, le fond de cette ulcère était gris jaunâtre et pultacé. Les organes génitaux étaient sains, sans aucune trace d'infection. Vu les différents traitements employés pendant 9 mois sans résultat et encouragé par quelques succès que j'avais obtenus dans des cas moins graves par l'emploi de l'iodure de potassium, d'après la méthode de M. Ricord, j'en ordonnai un gramme et j'allai jusqu'à 3 grammes dans 24 heures. Des gargarismes de solution d'iode et la tisane de houblon avec le sirop de gentiane furent prescrits; quelques cautérisations des bords de l'ulcère avec le nitrate d'argent en crayon furent pratiquées.

Sous l'influence de ce traitement, la cicatrisation fut presque opérée dans 25 jours; la malade continua le traitement 10 jours au-delà, pour achever et consolider la cicatrisation. C'est ainsi que, grace à la précieuse découverte de M. Ricord, la malade presque abandonnée fut dans peu de temps complètement guérie. J'ai vu les résultats brillants qu'a obtenus M. Ricord par l'emploi de cette médication, à l'hôpital du Midi. Ce savant praticien commence directement par 3 grammes, et il a observé qu'à la dose d'un gramme l'action est à peine sensible dans les symptômes tertières de la syphilis.

Ulcère cancéreux du col de l'utérus. Anévrisme du cœur. Hydropisie générale.

En 1840, je fus appelé chez une femme âgée de 48 ans, d'un tempérament lymphatique, veuve depuis 15 ans, au service d'un vieux garçon qui avait eu plusieurs maladies syphilitiques et qui n'avait jamais été guéri complètement. Cette femme, après avoir consulté plusieurs médecins qui la reconnurent atteinte d'un anévrisme, fut traitée par des émissions sanguines, de digitale, etc. Elle était dans l'état suivant lorsque je la vis :

Hydropisie générale, palpitation, suffocation, toux avec crachats sanguinolents, difficulté d'uriner, perte rouge. L'examen au spéculum me fit voir une ulcération profonde, envahissant tout le col de l'utérus, dont les bords étaient frangés et son centre couvert d'une matière grise accompagnée d'un écoulement sanguino-purulent, d'une odeur fétide. De temps à autre elle éprouvait des douleurs lancinantes au bas ventre.

Prescription : Injections opiacées dans le vagin, pilules

calmantes, tisane d'iurétique, looch blanc cyanuré. J'introduisis une sonde dans le canal de l'urètre qui était rétréci et présentait plusieurs indurations.

Quelques jours après, je vis que l'ulcère continuait sa marche destructive. Vu son état désespéré, je me bornai aux moyens palliatifs. 20 jours après la malade succomba.

Carcinome ulcéré ou ulcère cancéreux.

En 1842, je fus consulté par une femme âgée de 46 ans, atteinte d'une métrorrhagie. En arrivant, je vis sur son facies, la cachexie cancéreuse et une détérioration grave de l'économie. L'examen au spéculum montra une ulcération profonde dont les bords étaient frangés, renversés; toute la surface de l'ulcère était couverte d'une couche de putrilage brunâtre et saigneux, accompagnée d'un écoulement abondant, séro-sanguinolent, d'une odeur fétide, *sui generis*. Cet ulcère envahissait tout le col de l'utérus, sa base était indurée, des métrorrhagies fréquentes épuisaient les dernières forces de la malade. A cette lésion se joignait une douleur lancinante dans le bas ventre, aux reins et quelquefois des crampes dans les jambes. Dans cet état de choses, je me bornai à arrêter l'hémorrhagie par des stiptiques, des astringents, les réfrigérants extérieurement, et les astringents opiacés intérieurement. Lorsque l'hémorrhagie eut cessé, on porta la malade à la campagne, présumant que l'air contribuerait à son rétablissement. Au bout de quelques jours, elle succomba à une métrorrhagie abondante.

Combien de femmes qui négligent ces affections dès le début et qui n'appellent les secours de l'art que lorsqu'ils sont devenus impuissants !

Polype dans la cavité de l'utérus pris pour une ascite.

En 1841, au mois de décembre, une femme âgée de 33 ans, d'un tempérament sanguino-nerveux, mère d'un enfant, vint me consulter sur l'incertitude de sa position. Plusieurs médecins avaient prétendu qu'elle était enceinte malgré l'apparition régulière de ses menstrues, mais 10 mois après, voyant qu'on s'était trompé, on prétendit qu'elle était atteinte d'hydropisie ascite. L'examen au spéculum me fit apercevoir la matrice volumineuse, distendue, et le museau de tanche un peu béant; en l'élargissant au moyen d'une pince, j'aperçus une tumeur lisse, arrondie, qui me fit présumer un polype dans la cavité utérine. Je lui ordonnai des frictions sur le col utérin, avec la pommade de belladone et le seigle ergoté à l'intérieur.

Impatientée de son état et sur la proposition des médecins qui croyaient à l'hydropisie, elle consentit à ce qu'on lui fit la ponction.

Quel ne fut pas leur étonnement, lorsqu'après deux

paracentèses ils ne trouvèrent pas une goutte de liquide! Depuis, la malade a été abandonnée aux soins de la nature, mais son mari se rappelant mon opinion, vint me faire part de ce qui s'était passé.

J'ai vu à l'hôpital de Lourcines un cas semblable: une femme envoyée de l'hôpital de la Pitié, fut confiée aux soins de M. Huguier, qui me montra en dilatant le col de l'utérus au moyen d'une pince à 3 branches, un polype dans sa cavité; il prétendit qu'il dilaterait peu à peu le col jusqu'à ce qu'il pût le saisir pour l'arracher. Je ne pus m'empêcher de lui exprimer mon doute sur la réussite de l'opération.

Combien de fois on se trompe sur le véritable caractère des affections de l'utérus, sans un examen préalable! C'est ce qui m'est arrivé, voici le fait: un nouveau marié ayant abusé du coït le premier jour de son lien, sa femme, délicate, d'un tempérament nervoso-bilieux, éprouva des douleurs aux reins, des envies fréquentes d'uriner, une tention de l'estomac, une augmentation de volume du bas ventre, et en outre le dégoût et quelques vomissements. On me pria de vouloir bien voir la malade que l'on croyait être enceinte. D'après les symptômes, je crus à un état de grossesse, pourtant j'ajoutai que l'examen seul pouvait éclairer le diagnostic. La grossesse était simulée à un tel point, que la malade fit appeler, vers le 5me mois de sa prétendue grossesse, la sage-femme parce qu'elle éprouvait des douleurs au bas ventre, aux reins, etc. La sage-femme lui assura après l'examen, que ce n'était encore que son 3me mois de grossesse. J'ai perdu de vue la malade, mais il n'en est pas moins vrai qu'on m'a blamé sur une erreur (si c'en est une) commise dans le diagnostic.

Aussi, depuis cette époque, je ne donne plus mon opinion avant un examen rigoureux. J'ai appris que cette femme est toujours malade, ce qui m'a fait présumer qu'elle était atteinte d'un engorgement chronique de l'utérus et que tous les moyens empiriques qu'elle emploie seront de peu d'utilité, sans l'appréciation du diagnostic.

Exploration des organes génitaux des femmes.

Ainsi que nous l'avons indiqué dans la préface, l'excitation continuelle de l'utérus, depuis le commencement du développement sexuel, depuis l'âge de puberté jusqu'à l'âge du retour, la menstruation, la grossesse etc., ses annexes, ses nombreuses et puissantes sympathies avec les autres organes, soumettent la matrice à des maladies plus variées et plus nombreuses que les autres organes de l'économie.

Les maladies même les plus graves de la matrice ne présentent quelquefois, à leur début, d'autres symptômes que ceux d'une leucorrhée aiguë ou chronique, et comme les circonstances commémoratives, les symptômes généraux et locaux, le caractère de l'écoulement qui varie à l'infini ne suffisent pas pour connaître la véritable cause, le caractère et la nature de ces affections, il est de toute nécessité, dit le docteur Mélier, de toucher et de voir. J'ai eu maintes fois l'occasion de constater que sans explorer préalablement les organes, on s'expose aux erreurs les plus funestes et on compromet souvent la vie des malades. Cet examen exige de la part des femmes le sacrifice de leur pudeur, mais un médecin prudent doit s'efforcer de vaincre les sentiments de honte et de répugnance qu'il rencontre chez les malades et que fortifie trop souvent l'entourage de leur famille.

Le toucher vaginal consiste à introduire dans le vagin un ou plusieurs doigts induits d'un corps gras, dans le but d'explorer le vagin, l'utérus et ses annexes, et de s'assurer ainsi du col de l'utérus, de sa sensibilité, de son volume, de sa température, de sa position, de la perte des substances, du museau de tanche, de l'existence du polype, des tumeurs, des végétations, des bosselures et de l'état de la membrane muqueuse du vagin, etc.

On a recommandé aussi la *palpation abdominale*. Celle-ci peut être utile pour reconnaître quelquefois le volume de l'utérus, sa forme, sa position, les tumeurs des ovaires, etc., mais elle ne saurait remplacer le toucher vaginal, encore moins l'examen au spéculum.

Le toucher rectal est particulièrement indiqué chez les vierges afin de ne pas déchirer la membrane hymene. Il sert à reconnaître le degré d'engorgement de la partie postérieure de l'utérus, l'état de son col, son volume, sa longueur et sa sensibilité.

Pour procéder à l'examen au spéculum (1), la femme doit être couchée sur le dos, sur un lit ou sur un canapé en travers, ayant les pieds appuyés sur deux chaises et les cuisses écartées; il faut que la tubérosité ischiatique dépasse un peu le bord du lit. Le médecin assis ou à genoux entre les jambes de la malade s'assure avec le doigt de la position du col utérin; ensuite il prend le spéculum de la main droite, le chauffe un peu en le trempant dans l'eau tiède ou en le présentant au foyer et l'induit d'un corps gras, tel que le beurre frais, le cérat, etc.; écartant alors les grandes lèvres avec les doigts de la main gauche, il pousse doucement le spéculum de devant en arrière et après avoir passé l'anneau vulvaire par un léger mouvement de bascule, il arrive jusqu'au fond du vagin où il découvre le col de la matrice. On le trouve quelquefois porté en arrière ou par côté et alors pour amener le museau de tanche au centre du spéculum, on fait varier la position de l'instrument par des mouvements doux, ou en poussant par une tige garnie d'une éponge fine ou de charpie, les parties qui se présentent à l'ouverture du spéculum, pour y amener l'extrémité du col. On place une bougie allumée devant l'ouverture du spéculum, on applique cette bougie contre un réflecteur, et par ce moyen, le vagin se trouve éclairé sans fatiguer l'œil du médecin. On

(1) Le spéculum utérin est un cylindre un peu conique, ouvert à ses deux extrémités, fait de métal ou de tout autre substance solide, telle que la corne, l'ivoire, le verre, la gomme élastique, etc., destiné à être introduit dans le vagin pour explorer cette cavité et le col de la matrice, pour l'application de sangsues, pour la cautérisation et pour divers pincements et opérations. Cet instrument peut être d'une seule pièce ou être formé par la réunion de plusieurs valves.

peut voir en plaçant la malade en face d'une fenêtre bien éclairée. Pour que la femme soit moins intimidée, elle peut être vêtue d'un caleçon. On doit s'abtenir de tout examen pendant la durée des menstrues.

De la cautérisation.

Les divers caustiques variant d'après leur action et leur effet, on ne peut les employer indistinctement pour tous les ulcères. Il faut apprécier la nature de ces affections, leurs différences ainsi que le degré d'altération pour employer tel ou tel caustique. MM. Legrand et Récamier ont employé avantageusement le caustique suivant :

Or pur laminé divisé en petits fragments, 1 part.
Acide hydrochlorique à 32° 3 part.
Acide nitrique à 32° 1 part.

Jetez l'or dans les acides préalablement mêlés, versez dans un madras à col long et étroit, et laissez la solution s'opérer à froid. On peut affaiblir l'action caustique de ce liquide en l'étendant d'un tiers ou de moitié d'eau distillée.

On recommande son emploi dans les ulcérations atoniques, ayant une cause syphilitique, scrophuleuse, scorbutique, etc.; son action est bornée aux tissus malades et désorganisés.

Le nitrate acide de mercure est le caustique le plus employé aujourd'hui. Ce caustique est utile partout où on a besoin d'employer une cautérisation énergique, pour les ulcérations profondes ainsi que pour les ulcérations du museau de tanche, résultant d'une lésion traumatique ou le plus souvent d'un accouchement ou d'une fausse couche.

Mercure pur 50 part.
Acide nitrique à 32° 100 part.

Faites dissoudre le mercure dans l'acide nitrique et évaporer la dissolution jusqu'à ce qu'elle soit réduite aux trois quarts de son poids primitif.

Le nitrate d'argent soit en crayon soit en solution plus ou moins concentrée est recommandé là où on a affaire à des ulcérations très-superficielles et où l'on ne veut produire qu'une cautérisation légère pour changer la vitalité des tissus.

SOLUTION SATURÉE DE NITRATE D'ARGENT.

Nitrate d'argent crist. 10 grammes.
Eau distillée........ 10 grammes.

On a proposé différents caustiques comme le chlorure de zinc, la pâte de Vienne, la potasse caustique, le calomel avec le précipité rouge, pour insufflation.

Calomel à la vap..............	1 gram.
Oxyde rouge de mercure.......	6 décigr.
Sucre pulvérisé..............	16 à 20 gr.
Acétate de morphine..........	19 centigr.

Il est très-utile dans les ulcérations superficielles ainsi que dans les ulcères atoniques après plusieurs cautérisations avec le nitrate acide de mercure et lorsqu'ils sont dans l'état de réparation.

On pratique les cautérisations de la manière suivante :

La malade étant couchée comme pour l'exploration des organes génitaux, on introduit le spéculum et après avoir envisagé le col de la matrice, on enlève la mucosité qui induit cet organe, soit par le plumasseau de charpie porté à l'aide des longues pinces, soit en pratiquant une injection d'eau. On trempe le petit pinceau en cheveux ou en charpie fine fixé sur une tige, dans le caustique et on touche plus ou moins légèrement, selon la nécessité, toute l'étendue des points malades. Après avoir cautérisé, on pratique une injection d'eau dans le spéculum pour baigner la partie cautérisée ; au bout de quelques minutes, on fait couler l'eau dans une cuvette et on retire le spéculum. Souvent au lieu de faire couler l'eau on retire doucement l'instrument afin que le liquide tenant en solution le caustique, baigne toute l'étendue du vagin et modifie ainsi la disposition catarrhale et l'état maladif de la membrane muqueuse.

Les caustiques solides sont portés sur le col utérin au moyen d'un porte-crayon long. Les caustiques pulvérulents au moyen de la charpie saupoudrée ou l'insufflation à l'aide d'un tuyau de plume et d'un tuyau en verre. En général on doit mettre cinq à sept jours d'intervalle entre chaque cautérisation et ne la pratiquer que quelques jours avant ou après l'époque menstruelle.

Pour l'application des sangsues sur le col utérin, on découvre le col au moyen du spéculum d'une seule pièce; on le place de manière que le bout de cet instrument entoure exactement le col, afin que les sangsues ne s'échappent pas dans le vagin. Après avoir enlevé toute la mucosité qui enduit souvent l'organe, on introduit les sangsues dans le spéculum et on les pousse au fond de l'instrument à l'aide d'un tampon de linge; après leur chute on retire le spéculum et on pratique quelques injections d'eau tiède. Cette opération exige du temps et fatigue le médecin mais les succès inespérés qu'on obtient dans les engorgements ainsi que dans les altérations profondes de l'utérus, par l'application des sangsues, doit engager à recourir à ce moyen plus souvent qu'on ne le fait généralement.

TABLE DES MATIÈRES.

Ire PARTIE. — § 1er.

§ 2.

§ 3.

IIe PARTIE.

IIIe PARTIE.

IVe PARTIE.

FIN DE LA TABLE.

Draguignan, imprimerie de Michel, successeur de Fabre.

www.ingramcontent.com/pod-product-compliance
Ingram Content Group UK Ltd.
Pitfield, Milton Keynes, MK11 3LW, UK
UKHW021208220726
13924UKWH00003B/1403

9 782019 299507